LA DÉSINTOXICATION DOUCE
-
Programme de détoxication naturelle

****

PREMIÈRE ÉDITION

(Version papier broché)

****

Publié par :
Dr. Eleonore Blaurock-Busch PhD

Éditeur :

BoD-Books on Demand, 12/14 rond point des Champs Élysées, 75008 Paris, France

Impression : BoD-Books on Demand, Norderstedt, Allemagne

ISBN : 978-2-322-03696-7

Dépôt légal : novembre 2014

le droit d'auteur (c) 2014 par Dr. Eleonore Blaurock-Busch PhD

All rights reserved. Without imiting the rights under copyright reserved above, no part of this publication may be reproduced, stored in or introduced into a retrieval system, or transmitted, in any form, or by any means (electronic, mechanical, photocopying, recording, or otherwise) without the prior written permission of both the copyright owner and the above publisher of this book.

****

L'autorisation de photocopier ou de reproduire tout ou partie de cette publication peut être obtenue auprès de l'auteur ou de
MTM - Micro Trace Minerals GmbH

service@microtrace.fr or www.microtrace.fr

Table des matières

Chapitre 1

-

Les toxines sont présentes partout autour de nous

Tout métal capable de perturber les processus physiologiques essentiels est considéré comme toxique et, même si les métaux potentiellement toxiques ont toujours été présents dans l'écosystème de la Terre, la révolution industrielle a provoqué une redistribution massive de ceux-ci à sa surface. Cela a affecté notre environnement, transformé notre nourriture, l'eau, les animaux et la santé des gens. Cela a également modifié la disponibilité relative de ces métaux et les formes dans lesquelles ils sont se dispersés.

Le problème des métaux lourds est qu'ils tendent à former des complexes très stables et durables qui perturbent des fonctions biologiques importantes. Bien que l'Organisation mondiale de la Santé (OMS) tente de veiller à la réglementation des toxines, les métaux lourds ont, de plus en plus, un impact sur tous les pays, en particulier l'Inde. Le cadmium dans le riz et le mercure dans le poisson affectent directement la santé des personnes en Asie et dans d'autres parties du monde.

En 2008 et 2009, le laboratoire Micro Trace Minerals, sous la direction du Dr E. Blaurock-Busch, a analysé des échantillons de cheveux et d'urine de 150 personnes au Pendjab, en Inde. Étaient inclus dans l'étude des enfants physiquement et mentalement handicapés, beaucoup souffrant de paralysie cérébrale.

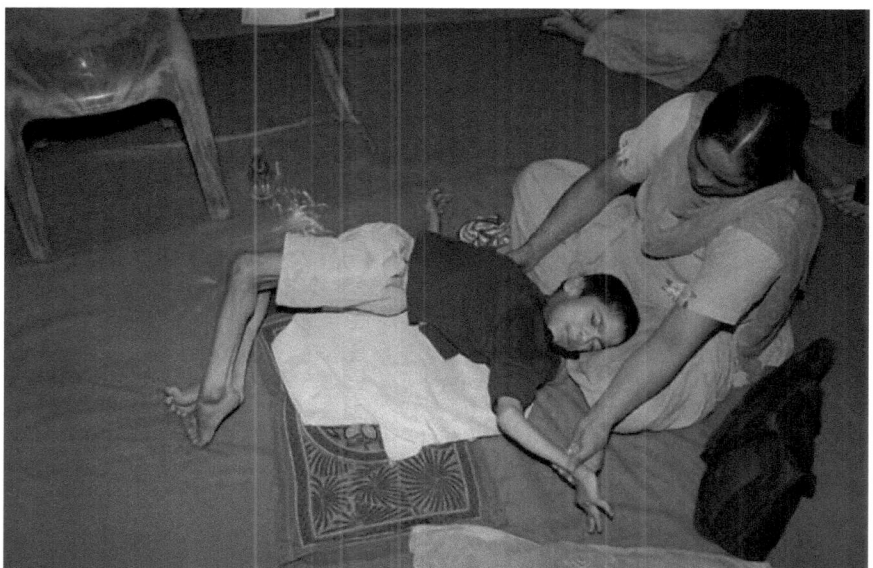

Photo 1 : enfant Punjabi mentalement et physiquement handicapé.

Des niveaux anormalement élevés de manganèse, de strontium et d'uranium ont été observés dans les cheveux et l'urine de plus de 80 % des patients.

En 2012 et 2013, nous avons étudié des échantillons de cheveux de patients du Pendjab atteints de cancer et comparé les résultats des analyses avec celles de personnes en bonne santé vivant dans le même foyer. Presque toutes les personnes testées ont montré des taux inhabituellement élevés en baryum, en plomb, en strontium, en manganèse et en uranium. Est-ce une coïncidence ? C'est très probablement le reflet d'un environnement de plus en plus toxique qui affecte des personnes de tous âges.

En 2013, nous avons analysé le sang et le liquide céphalorachidien d'enfants vivant dans la ville de Mexico. Nous avons, une fois encore, trouvé des niveaux anormalement élevés de baryum, de plomb, de manganèse ainsi que d'autres métaux.

Nous avons étudié des personnes de tous âges, originaires d'Afrique du Sud, d'Indonésie, de Hong Kong, de Taiwan, d'Australie, d'Amérique du Sud et d'Europe. On peut vraiment dire qu'aujourd'hui les expositions toxiques multiples sont courantes partout.

Si vous vivez dans une zone industrielle ou près d'une décharge toxique, méfiez-vous. Prévoyez d'effectuer une analyse de cheveux afin de vérifier si des métaux toxiques se sont accumulés au fil du temps.

Les métaux toxiques et les symptômes de l'intoxication aux métaux

L'exposition professionnelle ou accidentelle aux métaux peut entraîner des symptômes aigus d'intoxication. Les symptômes d'une exposition chronique peuvent suivre une exposition aiguë ou être le résultat d'une exposition à long terme de faible niveau. L'intoxication aiguë est généralement suivie de symptômes typiques de cette forme d'empoisonnement. Les expositions chroniques, cependant, sont souvent accompagnées de symptômes divers ou non spécifiques. Cela signifie qu'une exposition aiguë est plutôt facile à identifier, alors qu'une exposition chronique peut passer inaperçue pendant longtemps, tout simplement parce que les symptômes ne sont pas facilement identifiables.

Le traitement consécutif à une intoxication aiguë doit être pris à temps pour pallier les symptômes pouvant être mortels. Ces traitements doivent être soigneusement contrôlés par un médecin du travail ou par un médecin formé en toxicologie. Des centres antipoison, situés dans le monde entier, répondront aux appels d'urgence pour donner des conseils d'expert aux médecins et à ceux qui assistent les patients.

Les symptômes d'une surexposition chronique ne sont pas toujours faciles à diagnostiquer et les effets à long terme peuvent varier en gravité, particulièrement en cas d'absence de traitement.

Les traitements de détoxication naturels sont uniquement adaptés à des expositions chroniques ; dans la plupart des cas, le facteur temps n'est pas important lorsqu'il s'agit de traiter les symptômes d'une exposition chronique.

Tableau 1 : toxicité aiguë et chronique des métaux

Métal	Aigu	Chronique
Arsenic	Nausées, vomissements, convulsions, diarrhée aiguë, déshydratation, confusion	Hyper et hypopigmentation, problèmes de peau, cancer de la peau
Bismuth	Insuffisance rénale, nécrose tubulaire aiguë	Épilepsie myoclonique diffuse
Cadmium	Pneumonie (vapeurs d'oxyde)	Protéinurie, cancer des poumons, ostéomalacie
Chrome	Hémorragie gastro-intestinale, hémolyse, insuffisance rénale aiguë (Cr6 + ingestion)	Fibrose pulmonaire, cancer des poumons (par inhalation)
Cobalt	Cardiomyopathie (dilatée) du buveur de bière	Pneumoconiose (par inhalation), goitre
Cuivre	Vomissures bleues, irritation gastro-intestinale/hémorragie, hémolyse, SDMV (par ingestion); FDM (par inhalation)	Syndrome pulmonaire dit *Vineyard sprayer's lung* (par inhalation) ; maladie de Wilson (dégénérescence hépatique et dégénérescence des noyaux gris centraux du cerveau)
Fer	Vomissements, hémorragie gastro-intestinale, dépression cardiaque, acidose métabolique	Cirrhose hépathique
Plomb	Nausées, vomissements, encéphalopathie, maux de tête, convulsions, ataxie, perte de sensibilité	Encéphalopathie, anémie, douleurs abdominales, néphropathie, pied/poignet tombants
Manganèse	FDM (par inhalation)	Symptômes apparentés à la maladie de Parkinson, respiratoires, neuropsychiatriques
Mercure	Sous forme élémentaire (par inhalation) : fièvre, vomissements, SDRA ; sous forme de sels inorganiques (par ingestion) : gastro-entérite caustique	Nausées, goût métallique, stomatite, tremblements, neurasthénie, syndrome néphrotique ; hypersensibilité (Acrodynie)
Nickel	Dermatite ; sous forme de nickel carbonyl : myocardite, SDRA, encéphalopathie	Professionnel (par inhalation) : fibrose pulmonaire, diminution du nombre de spermatozoïdes, tumeurs nasopharyngées
Sélénium	Brûlures caustiques, pneumonie, hypotension	Ongles et cheveux cassants, peau rouge, paresthésie, hémiplégie
Argent	À très hautes doses : hémorragie, myélotoxique œdème pulmonaire, nécrose hépatique	Argyrisme : coloration bleu-gris de la peau, des ongles et des muqueuses
Thallium	Au début : vomissements, diarrhées, douleurs neuropathiques, coma, instabilité du système nerveux autonome, SDMV	Plus tardivement : alopécie, lignes de Mees, symptômes résiduels neurologiques
Zinc	FDM (vapeurs d'oxides) ; vomissements, diarrhées, douleurs abdominales (par ingestion)	Carence en cuivre : anémie, dégénérescence neurologique, ostéoporose

Abréviations :

FDM = fièvre des métaux (ou fièvre des fondeurs) ;
IRA = insuffisance rénale aiguë ;
NTA = nécrose tubulaire aiguë ;
SDMV = syndrome de défaillance multiviscérale ;
SDRA = syndrome de détresse respiratoire aiguë.

Chapitre 2
-
Diagnostiquer l'exposition aux métaux

Analyse minérale des cheveux en vue de définir des expositions passées et/ou chroniques

L'analyse minérale des cheveux n'est pas bien comprise, alors qu'en réalité cette forme de diagnostic peut être comparée à un test de dépistage. Prenez un médicament en excès de manière chronique ou exposez-vous à des métaux toxiques pendant une longue période, et les toxines finiront par apparaître dans le tissu capillaire, car ce qui s'y est fixé restera.

Le sang est différent. Si vous êtes exposé à une toxine à un niveau relativement faible, sa concentration dans le sang peut ne pas se situer au-dessus des intervalles de référence existants.

1. L'analyse minérale des cheveux (AMC) reflète la capacité avec laquelle la racine a été nourrie (ou intoxiquée) au fil du temps. Le cheveu pousse d'environ 1 cm par mois. Si les cheveux sont coupés près du cuir chevelu, avec une longueur de 5 cm, les résultats des analyses fourniront des informations sur le taux d'absorption du métal dans le follicule pileux au cours des 5 derniers mois. Tant que des quantités, même infimes, de métaux circuleront dans le flux sanguin, le follicule capillaire sera alimenté. Ce mécanisme d'alimentation et de stockage dépend de la vascularisation sanguine et du temps pendant lequel cela s'est effectué. Par conséquent, la concentration minérale des tissus capillaires nous montrent que des métaux ont été transportés par le flux sanguin au niveau du follicule pileux et ont été absorbés par les tissus capillaires pendant un certain temps.

2. Les valeurs de l'AMC ne reflètent pas l'exposition immédiate. Le cheveu n'indique que ce qui s'est produit dans le passé.

3. Les concentrations de métaux dans les cheveux confirment la concentration de métaux dans le sang ou dans l'urine UNIQUEMENT lorsque l'exposition quotidienne existe et qu'elle se poursuit durant un certain temps.

Ce fut le cas avec les enfants du Pendjab, en Inde. Grâce à notre étude sur les cheveux et l'analyse d'urine, nous avons trouvé des concentrations élevées en métaux toxiques tels que le plomb et l'uranium dans les cheveux et l'urine de notre groupe-test. Les résultats des analyses d'urine reflètent une exposition immédiate, et la forte concentration de métaux dans les cheveux indique une exposition de longue durée. La conclusion logique à en tirer : les enfants avaient été exposés quotidiennement et ce, pendant de nombreux mois. Pour plus de

détails, voir:
http://www.microtrace.fr/fr/recherche-mtm/autisme

Une autre étude à laquelle nous avons participé était axée sur des enfants autistes arabes. Grâce à notre coopération avec le professeur Omnia Raffat et ses collègues de l'Université du Caire, nous avons pu comparer les résultats d'analyse de cheveux et d'urine entre des enfants sains et des enfants autistes. La conclusion était que les enfants autistes sont chroniquement plus exposés que les enfants en bonne santé.
http://www.microtrace.fr/fr/recherche-mtm/autisme

Les personnes vivant dans des villes polluées sont exposées à des niveaux plus élevés de toxines au quotidien que les personnes résidant dans des zones plus préservées. Les personnes vivant dans les zones polluées pendant une longue période montreront un apport en métaux et une excrétion urinaire de toxines plus élevés que ceux vivant dans un environnement plus sain. Une analyse minérale de l'urine montre l'apport de métaux et sa production quotidiens. Parce que l'exposition toxique quotidienne se poursuit au fil du temps, la concentration de toxines dans les cheveux va augmenter progressivement.

En résumé : tant que nous sommes exposés à des toxines et aussi longtemps que celles-ci circulent dans le sang, le follicule pileux va les absorber. La concentration en métaux toxiques dans les cheveux va augmenter régulièrement au fil du temps. Des éléments de preuves peuvent être trouvés dans les pays fortement pollués.

4. Les personnes vivant dans un environnement sain sont moins exposées.

La concentration de métaux trouvés dans le sang est généralement faible et, dans la plupart des cas, les niveaux se situent légèrement en dessous de l'intervalle de référence prévu. La concentration de métaux dans le sang variant en fonction de l'exposition, les personnes vivant dans des environnements sains présenteront des niveaux inférieurs de toxines dans le sang que les personnes vivant dans des zones polluées. D'autres sources, tels les amalgames dentaires, peuvent devenir un problème.

Exemple: un patient a plusieurs amalgames dentaires dans la bouche. En raison de bruxisme, des métaux sont libérés. À travers l'action bactérienne de l'intestin, le mercure élémentaire peut se transformer en mercure de méthyle, hautement toxique. Les vieux matériaux dentaires sont généralement cassants, libérant en permanence de faibles quantités de métaux par simple mastication d'aliments ; même si la quantité de métaux libérés au quotidien peut être négligeable dans la mesure où elle ne provoque pas d'augmentation de la concentration de mercure dans le sang, la circulation de petites quantités de métaux dans le sang continuera, elle, de « nourrir » les tissus organiques, y compris le tissu capillaire. Par conséquent, la concentration de métaux dans les cheveux va augmenter lentement.

Niveaux normaux dans les cheveux

Un niveau « normal » de mercure ou de plomb n'exclut pas nécessairement une charge minérale. Si des métaux tels que le mercure ou le plomb franchissent complètement la barrière hémato-encéphalique et qu'aucune autre exposition n'existe, les métaux ne circulent plus dans le sang, ce qui signifie que la racine des cheveux ne sera plus alimentée. Lorsque rien ne circule dans le flux sanguin, les métaux ne sont pas transmis au tissu capillaire. Les niveaux d'urine seront également indétectables, l'analyse d'urine montrant quels sont les métaux excrétés après circulation. Si rien ne circule, rien ne peut être excrété.

Ce principe s'applique à tous les métaux capables de traverser la barrière hémato-encéphalique.

Le stockage des tissus capillaires dépend de la capacité de liaison protéines-métal du corps, qui diminue avec l'âge. Cela signifie qu'une personne âgée aux cheveux gris aura tendance à moins stocker les métaux dans les tissus capillaires. Par conséquent, si des niveaux élevés de n'importe quelle toxine sont détectés chez une personne âgée, soyez vigilants.

Précision des tests

Le développement d'une méthode et une sensibilité accrue des instruments ont amélioré l'analyse minérale de tous les prélèvements, y compris celle des cheveux. La précision de l'analyse des cheveux est identique à celle du sang, de l'urine ou de l'eau.

Procédure de prélèvement

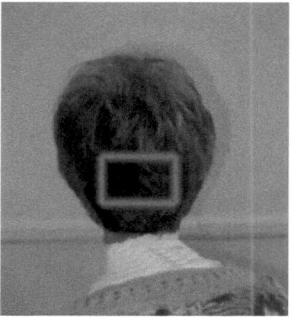

Les cheveux fournissent un « enregistrement » des niveaux d'oligo-éléments passés et présents. À mesure qu'ils poussent, les nutriments et les éléments toxiques sont déposés depuis le flux sanguin dans le follicule pileux et la tige du poil.

Une fois qu'un oligo-élément a été incorporé dans les cheveux, il reste fixé. Pour mesurer ces valeurs de manière fiable et avec une bonne reproductibilité, les critères suivants s'appliquent :

- Des cheveux non traités, coupés dans la zone occipitale (arrière de la tête) constituent l'échantillon le plus pratique.

- Les poils pubiens (ceux des aisselles ne sont pas acceptés) ou des coupures d'ongles de la main peuvent se substituer aux cheveux.

- En raison de la perte due à la procédure de lavage, une quantité suffisante de l'échantillon de cheveux (environ 2-3 cuillères à café) est nécessaire pour l'analyse

- NE MÉLANGEZ PAS les différents types d'échantillons (par exemple des cheveux avec des ongles).

- Les racines des cheveux NE SONT PAS nécessaires.

- Les cheveux traités chimiquement (« permanentés », blanchis, teints ou traités de quelconque manière) NE POURRONT PAS fournir des résultats précis. Si les cheveux ont été traités, il faudra les laisser pousser pendant au moins 2 ou 3 mois avant de prélever de nouveaux échantillons.

- Les valeurs de l'analyse capillaire sont faussement élevées par :
  - Les agents de coloration ou de teinture, qui augmentent souvent la quantité d'oligo-éléments ou de métaux toxiques. Depuis que l'industrie cosmétique d'aujourd'hui utilise de nombreux agents chimiques, nous n'avons aucun moyen de déterminer leurs effets avec précision.
  - Les cheveux blanchis et/ou « permanentés » présentent des niveaux altérés de calcium, de magnésium, de zinc, de cuivre, de nickel et d'autres métaux.

Procédure

Cheveux longs

- Séparez les cheveux au milieu de l'arrière de la tête et tirez-les vers le haut.

- Coupez une petite mèche de cheveux de 1,5 à 2 pouces (4,5 à 5,5 cm) au ras de la tête. Jetez les pointes des mèches longues et GARDEZ les plus proches du cuir chevelu sur moins de 2 pouces (5,5 cm).

- Mettez les cheveux dans l'enveloppe d'échantillonnage, remplissez la notice d'utilisation du prélèvement avec les informations appropriées et envoyez le tout à MTM.

Cheveux courts

- Coupez 0,300 gramme de cheveux à l'arrière de la tête. Utilisez si possible des ciseaux à effiler.

- Mettez les cheveux dans une enveloppe de papier, remplissez la notice d'utilisation du prélèvement avec les informations appropriées et envoyez le tout à MTM.

Poils pubiens

- Coupez un minimum de 0,300 gramme de poils pubiens avec des ciseaux classiques.

- Mettez les poils pubiens dans une enveloppe de papier, remplissez la notice d'utilisation du prélèvement avec les informations appropriées et envoyez le tout à MTM.

Ongles

- Nous avons besoin d'un minimum de 0,200 gramme (200 mg) d'ongles sans vernis. Ceci équivaut à la moitié environ d'une cuillère à café pleine. Mettez l'échantillon dans une enveloppe de papier ou un sachet en plastique, remplissez la notice d'utilisation et envoyez le tout à MTM.

Reconnaissance médicale

L'*Environmental Protection Agency* (US. EPA) a conclu dans un rapport daté de 1980 que « *le cheveu humain peut être utilisé efficacement pour le suivi biologique des métaux toxiques hautement prioritaires - le plomb, le cadmium, le mercure et l'arsenic* » et «*Pour une exposition toxique… (test) le cheveu semble être supérieur au (test) sang et à l'urine.* »

Les résumés de recherche suivants prennent en compte la déclaration de l'EPA. Pour plus d'informations, veuillez contacter: info@microtrace.fr

Recherche :

Arsenic and other elements in hair, nails, and skin-scales of arsenic victims in West Bengal, India.

Samanta G., Sharma R., Roychowdhury T., Chakraborti D. Department of Civil and Environmental Engineering, University of Houston, N 107 Engineering Bldg 1, Houston, TX 77204-4003, USA. gsamanta@mail.uh.edu. Sci Total Environ. 2004 Jun 29; 326(1-3):33-47.

Pour la première fois, les tissus biologiques (cheveux, ongles et squames de peau) des victimes d'une zone polluée par l'arsenic du Bengale occidental (Inde) ont été analysés au niveau des oligo-éléments. L'analyse a été réalisée au moyen de la spectrométrie de masse couplée à un plasma inductif (ICP-MS) sur 10 éléments (As, Se, Hg, Zn, Pb, Ni, Cd, Mn, Cu, Fe). L'étude révèle des niveaux plus élevés d'éléments toxiques tels que As, Mn, Pb et Ni dans les échantillons de tissus par rapport aux valeurs disponibles dans la documentation. **Les niveaux élevés de ces métaux toxiques dans les tissus peuvent être dûs à une exposition à ces éléments par le biais de l'eau potable et de la nourriture.** Cette étude révèle que, dans cette zone du Bengale occidental polluée par l'arsenic, les concentrations d'autres éléments toxiques dans l'eau potable et les denrées alimentaires doivent être surveillées afin d'évaluer l'empoisonnement à l'arsenic.

Maternal Fish Consumption, Hair Mercury, and Infant Cognition in a U.S. Cohort

Emily Oken[1], Robert O. Wright[2,3], Ken P. Kleinman[1], David Bellinger[4,5], Chitra J. Amarasiriwardena[3], Howard Hu[3,5], Janet W. Rich-Edwards[1,6], and Matthew W. Gillman[1,7]

1. Department of Ambulatory Care and Prevention, Harvard Medical School and Harvard Pilgrim Health Care, Boston, Massachusetts, USA;

2. Department of Pediatrics, Boston Children's Hospital and Harvard Medical School, Boston, Massachusetts, USA;

3. Channing Laboratory, Brigham and Women's Hospital and Harvard Medical School, Boston, Massachusetts, USA;

4. Department of Neurology, Boston Children's Hospital and Harvard Medical School, Boston, Massachusetts, USA;

5. Department of Environmental Health,

6. Department of Epidemiology, and

7. Department of Nutrition, Harvard School of Public Health, Boston, Massachusetts, USA

Le poisson et les fruits de mer peuvent contenir du mercure organique, mais aussi fournir des éléments nutritifs bénéfiques tels que les acides gras polyinsaturés. Les auteurs ont étudié si la consommation maternelle de poisson pendant la grossesse était nuisible ou bénéfique au développement du cerveau du fœtus. Ils ont examiné les associations de la consommation maternelle de poisson pendant la grossesse et le niveau de mercure dans les cheveux maternels à la naissance avec le développement de la cognition infantile parmi 135 couples mère-enfant *via* le projet *Viva*, une étude de cohorte prospective américaine sur la grossesse et l'enfant.

Une consommation plus élevée de poisson pendant la grossesse a été associée à une meilleure cognition du nourrisson, mais de plus hauts niveaux de mercure ont été associés à un développement cognitif inférieur. Les femmes devraient continuer à manger du poisson pendant la grossesse, mais choisir des variétés à faible teneur en mercure.

Mercury and Selenium Concentrations in Maternal and Neonatal Scalp Hair: Relationship to Amalgam-Based Dental Treatment Received During Pregnancy

Razagui I.B-A.; Haswell S.J. Biological Trace Element Research, Volume 81, Number 1, July 2001 , pp. 1-19(19)

Les concentrations de mercure et de sélénium ont été déterminées dans des échantillons de cuir chevelu recueillis durant la période post-partum de 82 mères à terme de leur grossesse et de leurs nouveau-nés. Les concentrations de sélénium n'ont montré aucune différence significative entre les groupes. Les données de cette étude suggèrent que le traitement à base d'amalgames dentaires pendant la grossesse est associé à une exposition au mercure prénatale plus élevée, notamment en cas de retrait et de remplacement des amalgames. La capacité d'un tissu biologique périphérique, comme les cheveux, à obtenir des différences aussi marquées dans les concentrations de mercure néonatales prouve que la sensibilité fœtale est élevée à cette forme d'exposition au mercure.

Myocardial infarction in relation to mercury and fatty acids from fish: a risk-benefit analysis based on pooled Finnish and Swedish data in men.

Wennberg M, Strömberg U, Bergdahl IA, Jansson JH, Kauhanen J, Norberg M, Salonen JT, Skerfving S, Tuomainen TP, Vessby B, Virtanen JK.

Departments of Public Health and Clinical Medicine, Occupational and Environmental Medicine, Umeå University, Umeå, Sweden.
maria.wennberg@envmed.umu.se

Cette étude corrobore des recherches similaires, puisqu'elle indique que l'exposition au mercure de méthy e est associée à un risque accru de l'infarctus du myocarde (IDM), tandis que ces concentrations plus élevées d'acides gras oméga-3 sont associées à une diminution du risque d'infarctus du myocarde. Ainsi, le risque d'IDM peut être réduit par la consommation de poissons riches en acides gras oméga-3 et à faible teneur en mercure de méthyle.

Hair Element Concentrations in Females in One Acid and One Alkaline Area in Southern Sweden

Ingegerd Rosborg, Bengt Nihlgård, and Lars Gerhardsson, AMBIO: A Journal of the Human Environment. Vol 32, Issue No7, Nov. 2003 pp. 440–446

Les concentrations de 34 oligo-éléments ont été déterminées dans les cheveux de 47 femmes provenant d'une région acide du sud de la Suède et ont été comparées avec celles de 43 femmes provenant d'une zone alcaline. Les concentrations de ces éléments dans les cheveux et l'eau potable ont été déterminées au moyen de la spectroscopie d'émission optique avec plasma induit par haute fréquence et de a spectrométrie de masse couplée à un plasma inductif. **Les concentrations de bore et de baryum dans les cheveux étaient significativement plus élevées (p <0,001) dans les échantillons de cheveux provenant de la région acide ; les niveaux de calcium, de strontium, de molybdène, de fer et de sélénium étaient significativement plus élevés (p <0,001) dans les échantillons de cheveux provenant de la région alcaline.** Pour certains métaux tels que le calcium, le plomb, le molybdène et le strontium, des corrélations positives ont été trouvées entre les concentrations dans les cheveux et l'eau. Le rapport élevé de concentration en sélénium/mercure dans les échantillons de cheveux de la zone alcaline (p <0,001) indique que ces personnes pourraient avoir une meilleure protection contre les effets toxiques du mercure.

Hair iron content: possible marker to complement monitoring therapy of iron deficiency in patients with chronic inflammatory bowel diseases?

E. Bisse, F Renner, S Sussmann, J Scholmerich and H Wieland. Department of Clinical Chemistry, University Hospital, Freiburg im Breisgau, Germany. Clinical

Chemistry, Vol 42, 1270-1274, Copyright © 1996 by American Association for Clinical Chemistry

Des mesures de la concentration en fer dans les cheveux de 10 patients atteints de maladies inflammatoires chroniques de l'intestin et de 10 témoins sains ont montré que ces concentrations étaient significativement plus faibles chez les patients avant la prise de fer que chez les témoins. Trois semaines après le début du traitement en fer, les concentrations en fer des cheveux se sont trouvées être significativement corrélées au nombre de réticulocytes.

Les changements dans la concentration en fer des cheveux ont été accompagnés par des modifications similaires dans les concentrations des marqueurs les plus couramment utilisés pour diagnostiquer et surveiller une carence en fer. Les résultats suggèrent que la quantification de fer dans les cheveux peut être utile pour compléter l'évaluation de l'état du fer dans l'organisme.

Serum and hair trace element levels in patients with epilepsy and healthy subjects: does the antiepileptic therapy affect the element concentrations of hair?

A. İlhana Department of Neurology, İnönü University, Turgut Özal Medical Center, 44069, Malatya, Turkey, Efkan Uzb Department of Biochemistry, İnönü University, Turgut Özal Medical Center, 44069, Malatya, Turkey, Sinem Kalia Department of Neurology, İnönü University, Turgut Özal Medical Center, 44069, Malatya, Turkey, Ahmet Varc Department of Biochemistry, Firat University, Faculty of Medicine, Elazig, Turkey and Omer Akyol.b Department of Biochemistry, İnönü University, Turgut Özal Medical Center, 44069, Malatya, Turkey Eur J Neurol 6:705–709 © 1999 Lippincott Williams & Wilkin

Les niveaux de magnésium (Mg), de zinc (Zn), de cuivre (Cu) et de manganèse (Mn), ainsi que les niveaux de Zn et de Mg sériques ont été mesurés dans les cheveux de patients atteints d'épilepsie (n = 33) et dans ceux de sujets sains (n = 21) ; les résultats obtenus ont été comparés statistiquement. Les niveaux moyens de Cu, Mg et Zn des cheveux des patients épileptiques étaient significativement plus faibles que ceux des sujets témoins. Il n'y avait pas de différence significative entre les patients épileptiques et les sujets témoins en ce qui concerne les niveaux de Mn moyens. Les concentrations moyennes en Mg sérique chez les patients épileptiques ont montré des différences significatives, mais les niveaux de Zn sérique étaient similaires dans les deux groupes. Lorsque les effets de la thérapie anticonvulsivante ont été analysés dans les cheveux des épileptiques au niveau du Cu, Zn, Mn et Mg ainsi que du Mg et du Zn sériques, il n'y avait pas de différence significative entre les patients avec ou sans thérapie. De même, les niveaux moyens d'oligo-éléments chez les épileptiques n'ont montré aucune différence significative selon le type et la prise de médicaments anti-épilepsie. **Les auteurs suggèrent que l'état des** éléments (Zn, Mg, et Cu) dans les cheveux joue un rôle d'indicateur pour le diagnostic des patients épileptiques.

Toxic Metal Exposure in the Children of Punjab, India

Blaurock-Busch E., Friedle A., Godfrey M., Schulte-Uebbing C., Carin Smit

Clinical Medical Insights: Therapeutics only, NZ. Open access publication. June 2010

Les résultats des tests ont montré que les valeurs de l'analyse minérale des cheveux et de l'urine se confirment mutuellement. Ceci est intéressant, car l'analyse des cheveux évalue une exposition passée alors que celle de l'urine détecte une exposition immédiate. Les résultats des tests fournissent des preuves de l'exposition passée et immédiate à un ou plusieurs métaux. Les concentrations en baryum, en cadmium, en manganèse, en plomb et en uranium étaient élevées dans les cheveux et l'urine des enfants. Les résultats des tests minéraux dans les cheveux et l'urine de 114 enfants âgés de 12 ans et moins ont montré un certain type d'exposition aux métaux toxiques pour chacun des enfants ; 88 % étaient supérieurs à l'intervalle de référence de l'uranium dans les cheveux. Cela indique une exposition passée et chronique.

55 enfants âgés entre 3 et 12 ans ayant une fonction rénale saine ont été sélectionnés pour un test d'urine au DMSA (acide dimercaptosuccinique). Les résultats ont montré que 98 % de ce groupe présentait des concentrations en plomb au-dessus du niveau de référence, confirmant la liaison et l'excrétion de plomb. Le test DMSA n'a pas affecté le baryum, le cadmium, le manganèse et l'uranium, ce qui suggère que pour ces éléments, le DMSA peut ne pas être un agent chélateur de choix.

Comparing the Metal Concentration in the Hair of Cancer Patients and Healthy People Living in the Malwa Region of Punjab, India

Eleonore Blaurock-Busch, Yvette M. Busch, Albrecht Friedle, Holger Buerner, Chander Parkash and Anudeep Kaur

Clinical Medicine Insights: Oncology, NZ, Open access publication. Jan 2014

La prévalence du cancer dans la région de Malwa du Pendjab (1089/million/an) est beaucoup plus élevée que la prévalence nationale moyenne du cancer en Inde (800/million/an). Les participants à cette étude étaient composés de 50 personnes en bonne santé et de 49 patients atteints de cancer vivant tous dans la région de Malwa du Pendjab, les personnes en bonne santé étant choisies dans le même foyer que les patients atteints de cancer. Des concentrations élevées de plusieurs éléments potentiellement toxiques ont été trouvées dans les échantillons de cheveux de personnes vivant au Pendjab. Par rapport aux plages de référence standard, les métaux en excès à la fois dans les groupes témoins et chez les patients étaient l'aluminium (Al), le baryum (Ba), le manganèse (Mn), le strontium (Sr) et l'uranium (U). Les résultats les plus significatifs étaient des concentrations élevées en plomb (Pb), U et Ba. Les valeurs maximales de Ba, Mn, Pb et U ont été trouvées dans les cheveux des patientes atteints de cancer du sein. La concentration moyenne de U dans les cheveux des patientes atteints de cancer du sein était de 0,63 µg U/g, ce qui est plus du double de la valeur de référence trouvée dans le groupe témoin et six fois plus élevé que l'intervalle de référence de 0,1 µg U/g. L'eau, le sol et les engrais phosphatés semblent tous jouer un rôle potentiel, entraînant une charge de métal élevée chez les personnes Punjabi vivant dans la région de Malwa. La présente étude indique que les métaux, et en particulier l'uranium, peuvent être un facteur dans le développement du cancer du sein chez les femmes punjabi.

Analyse minérale de l'urine en vue de définir une exposition chronique aux métaux

Si l'analyse de cheveux nous informe sur l'exposition à long terme, l'analyse minérale de l'urine reflète, elle, ce que nous excrétons immédiatement. De manière générale, l'urine est un déchet composé de l'excès d'eau et des déchets toxiques provenant des aliments et des boissons. Ce liquide est normalement clair et transparent, couleur ambre. L'urine d'une personne mal hydratée est plus concentrée et de couleur plus foncée, alors que l'urine d'une personne bien hydratée est claire. Plus la personne est hydratée, plus son urine s'apparente à de l'eau. Lors de la prise de vitamines B, l'urine prend une couleur sombre jaunâtre. Après la consommation de betteraves rouges, l'urine devient rouge ou violette. Ceci est normal, car la couleur de la betterave n'est pas métabolisée par l'organisme, ce qui signifie que nous excrétons la couleur de la betterave telle quelle.

Chimiquement, l'urine est essentiellement une solution aqueuse composée de sels (chlorure de sodium et d'autres métaux), d'urée et d'acide urique. Normalement, l'urine contient environ 960 parts d'eau pour 40 parts de matière solide. De manière anormale, elle peut contenir du sucre (dans le cas de diabète), de l'albumine (comme dans certaines formes de maladie rénale), des pigments biliaires ou des quantités anormales de l'un ou l'autre de ses composants.

Si nous voulons comprendre rapidement comment notre système répond au traitement, le protocole d'analyse de l'urine ci-dessous permet de le contrôler.

Protocole d'analyse urinaire

1. L'analyse d'urine de départ

Avant de commencer votre programme de détoxication nutritionnelle, prélevez un premier échantillon d'urine du matin. Ne consommez pas de poisson pendant 3 à 4 jours avant le prélèvement. Évitez, si possible, de fumer. La fumée contient un certain nombre d'éléments toxiques, comme l'arsenic, le béryllium, le plomb, le cadmium et le nickel. Par conséquent, l'urine d'un fumeur actif affiche automatiquement une plus forte concentration de métaux potentiellement toxiques que celle d'un non-fumeur.

Il est plus facile de collecter une partie de l'urine dans un simple gobelet et d'en remplir le tube fourni par le laboratoire de 10-15 ml. Le résultat de l'examen sera le reflet de votre exposition quotidienne aux métaux. Normalement, les niveaux des tests urinaires se situent à l'intérieur des plages de référence. La détection de niveaux élevés d'un métal toxique indiquera un apport élevé en métaux.

2. L'analyse d'urine par mobilisation

Lorsque vous suivez le protocole de détoxication nutritionnelle, vous stimulez l'élimination des métaux. Le test de mobilisation montre la quantité de métaux excrétés dans l'urine. Avant de commencer le programme de désintoxication nutritionnelle, videz votre vessie. Après avoir démarré le programme, ne mangez pas pendant 2 heures et commencez à recueillir toute l'urine dans les 6 heures suivantes. Demandez au laboratoire votre kit d'urine et la bouteille de collection pour 6 heures. Une fois que toute l'urine est recueillie, remplissez-en le petit tube de 10 ml. Remplissez votre fiche de présentation du patient et envoyez-la avec l'urine au laboratoire.

Lorsque nous comparons les résultats des analyses d'urine de base avec ceux obtenus par mobilisation, nous pouvons connaître l'efficacité réelle du programme de détoxication.

La salive et les amalgames dentaires

Chaque année, des amalgames sont placés dans la bouche de millions de personnes. Ces matériaux sont moins chers que d'autres composites et sont considérés comme plus durables. Les amalgames dentaires contiennent environ 50 pour cent de mercure, associé à de l'argent, du cuivre, de l'étain et d'un certain nombre d'autres métaux.

Les amalgames dentaires *« contiennent du mercure, qui peut avoir des effets neurotoxiques sur le système nerveux des enfants et des fœtus en développement »*, peut-on lire dans l'annonce internet faite par la FDA en juin 2008.

La même année, la FDA a changé d'avis sur sur ce sujet, considérant les amalgames dentaires comme sans danger. Un autre communiqué de presse, plus tardif, affirme : *« Bien que le mercure élémentaire ait des effets néfastes sur la santé à des expositions élevées, les niveaux libérés par les amalgames dentaires ne sont pas assez élevés pour nuire aux patients. »* Contrairement à l'opinion de la FDA et à sa connaissance, le ministère de la Santé de la Norvège a interdit les amalgames en 2009. La Suède et le Danemark ont suivi.

La controverse demeure. Quelle quantité réelle de mercure est libérée par les plombages ? L'analyse de la salive donne des réponses et la liste des laboratoires d'analyses médicales européens liste l'examen d'« amalgames » salivaires parmi les tests cliniques standard. Un protocole d'échantillonnage et des plages de référence ont été mis en place.

En comparant la salive avant et après un test de mâchage d'un chewing-gum, on peut affirmer avec certitude que la quantité de métaux libérés au cours de la période de mastication a un impact sur la stabilité des amalgames. Si le mercure et d'autres métaux potentiellement toxiques de l'amalgame sont libérés en trop grande quantité, le retrait des amalgames est recommandé.

Les amalgames dentaires peuvent être une source d'exposition aux métaux ; une étude de terrain allemand a soutenu cette théorie, souvent débattue à grande échelle. P. Krauß, de l'Université de Tübingen, a inclus 20 000 sujets dans une étude de terrain à grande échelle pour déterminer la concentration de mercure total dans la salive. Une relation statistique a été trouvée entre la concentration de mercure dans la salive avant et après mâchage, et le nombre d'amalgames.

Fig. 1: concentration de mercure dans la salive et nombre d'amalgames dentaires correspondants

Nombre d'amalgames	salive avant mâchage	salive après mâchage	N= nombre de patients
1	0.2 - 7.9	0.1 - 10.1	208
2	0.5 - 8.6	0.6 - 16.7	414
3	1.1 - 12.9	2.2 - 26.2	588
4	1.8 - 19.1	3.9 - 33.8	880
5	2.0 - 22.8	4.8 - 40.2	1077
6	2.8 - 24.7	6.6 - 49.7	1314
7	3.2 - 29.3	8.1 - 54.7	1364
8	4.1 - 33.6	10.6 - 63.3	1681
9	4.7 - 40.0	14.5 - 73.6	1478
10	5.0 - 42.0	14.2 - 80.5	1788
11	5.7 - 46.6	16.4 - 89.1	1449
12	5.7 - 48.1	18.7 - 94.4	1467
13	6.6 - 43.7	20.3 - 97.6	926
14	7.1 - 54.4	21.3 - 103.1	873
15	7.6 - 59.1	22.5 - 109.8	629
16	6.7 - 62.2	21.4 - 113.6	430

Note : les résultats sont indiqués en µg Hg/l, ce qui représente une moyenne de 66 %.

Les plombages peuvent libérer une quantité considérable de mercure. Les données du tableau ci-dessus montrent, sans surprise, que la concentration de mercure dans la salive était plus forte chez les patients avec le plus de plombages. La libération la plus élevée de mercure, située entre 21,4 et 113,6 mcg/L, a été notée chez les patients avec 16 obturations sur une période de mastication de dix minutes seulement ! Si l'on considère que cette personne mâche 30 minutes par jour (et la plupart des gens mâchent plus que cela), il ou elle aurait avalé une quantité considérable de mercure. Quand il atteint le tube digestif, le mercure élémentaire est transformé par l'action bactérienne en mercure de méthyle, très toxique !

Dans quelle mesure est-ce sans danger ?

En 2001, l'EPA (agence américaine pour la Protection environnementale) a validé la dose actuelle de référence (DR) pour le mercure à 0,1 microgrammes par kilogramme (= ppb) de poids corporel par jour. Toutefois, la FDA a établi une dose journalière supérieure acceptable pour le mercure de 0,4 microgrammes par kilogramme (= ppb) de poids corporel par jour. Pour rendre cela encore plus confus, l'Organisation mondiale de la Santé (OMS 2003) a revu sa recommandation pour les niveaux d'ingestion de mercure sans danger dans les aliments à 1,6 microgrammes de mercure par kilogramme de poids corporel par semaine.

Lorsque l'on compare ces différentes recommandations, la plus forte consommation de mercure est autorisée par l'OMS. Si l'on considère la recommandation de l'OMS comme étant sans danger, un patient pesant 50 kg pourrait avoir une prise orale de 80 mcg/kg (= ppb). Si ce patient a un ou plusieurs amalgames dentaires, manger du poisson une fois par semaine ne serait pas recommandé. La consommation de poisson pourrait augmenter l'apport en mercure au-delà de la limite de sécurité fixée par l'OMS. Selon le Conseil de défense des ressources naturelles, le poisson possédant le moins de mercure en contient encore jusqu'à 90 mcg/kg ou ppb. Les grands poissons, comme le thon, peuvent contenir plus de 500 ppb de mercure.

Les femmes enceintes, les mères allaitantes et les très jeunes enfants sont toujours mis en garde contre la consommation excessive de poisson, mais aucun des organismes mentionnés ci-dessus ne considère qu'un niveau égal ou supérieur d'absorption de mercure *via* les amalgames soit un facteur de risque !

Protocole d'analyse de la salive

Le test est simple. Le patient ne doit pas manger ou fumer pendant au moins 20 minutes. 10 minutes avant l'essai, rien ne doit être consommé, pas même d'eau. Avant de commencer le test de mastication, le patient crache 3 ml de salive dans un tube à essai. Il/elle mâche ensuite la gomme pendant 10 minutes et, pendant cette période de mastication, toute la salive est recueillie dans un autre tube à essai. Les deux échantillons sont analysés pour vérifier leur teneur en métaux. La comparaison des dates avant et pendant le test de mastication permet au médecin et au dentiste d'évaluer la situation dentaire du patient.

Les métaux dans les selles et le régime alimentaire

L'analyse des selles est le reflet de l'apport alimentaire minéral. Certains aliments tels que le poisson ou les algues peuvent être riches en arsenic, en mercure et en un certain nombre de métaux. L'eau et les médicaments peuvent également contenir des quantités considérables de métaux potentiellement toxiques. Grâce à l'analyse des selles, on évalue la quantité de l'apport oral de métal qui passe à travers le tube digestif.

Il existe un certain nombre d'algues différentes. Elles se nourrissent des nutriments et des toxines et, selon l'endroit où elles sont cultivées, en fournissent des quantités variables.

La figure 2 confirme que les algues peuvent être une source alimentaire d'arsenic. En analysant les algues, le ministère de l'agriculture bavarois a effectivement averti qu'elles pouvaient contenir des quantités considérables d'arsenic. La sélection aléatoire et l'évaluation des algues et sous-produits d'algues a révélé la présence d'arsenic en quantités très variables, comme indiqué ci-dessous. Alors que les produits alimentaires doivent contenir moins de 0,1 mg/kg d'arsenic et que certains pays recommandent une teneur en arsenic d'algues inférieure ou égale à 1 mg/kg, un certain nombre de sous-produits d'algues a largement dépassé ce seuil.

Fig. 2 : teneur totale en arsenic d'algues

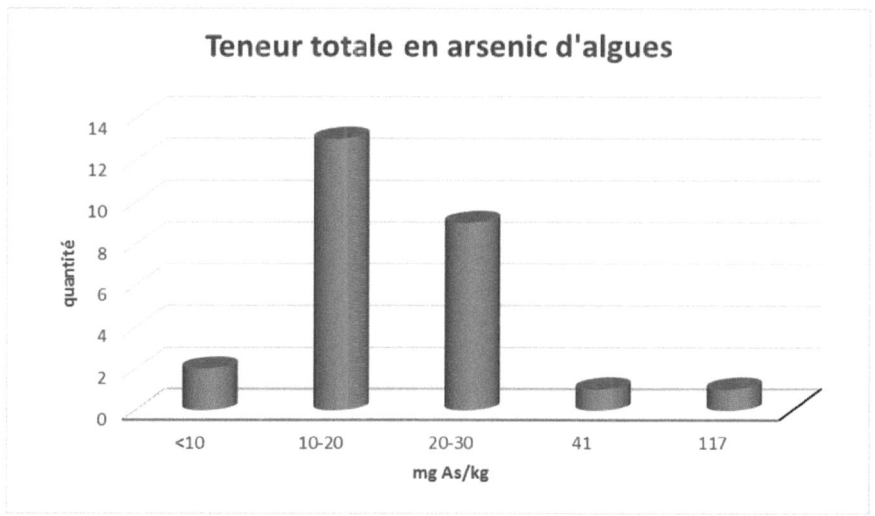

Étude de cas :

Lorsque nous ingérons des produits à base d'algues, nous ingérons des éléments nutritifs et des métaux toxiques. Pour préciser ceci, un produit à base d'algues (varech) a été testé et utilisé pour une simple étude en interne. Le produit contenait 92.47µg/g d'arsenic. La limite acceptable pour l'arsenic dans les produits alimentaires est <1 µg / g.

Une personne a ingéré 10 capsules de ce produit et les deux échantillons des selles suivantes ont été analysés. La figure 3 montre la concentration en arsenic des échantillons de selles qui ont suivi.

Fig. 3: taux d'arsenic dans les selles après ingestion d'algues

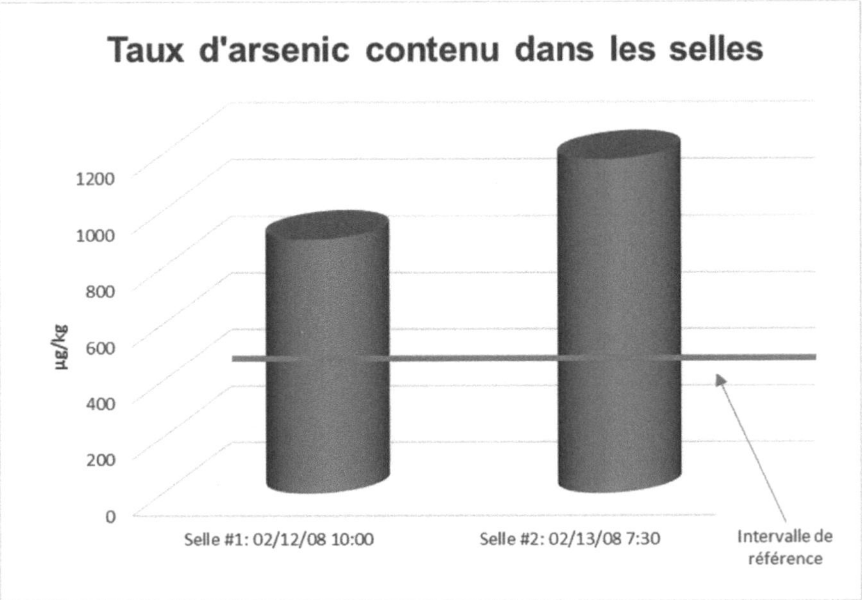

Taux d'arsenic contenu dans les selles

Résumé

La teneur en métaux de la matière fécale est influencée par la nourriture, les médicaments et des produits complémentaires, mais l'analyse des selles seule n'est pas suffisante pour détecter une surexposition chronique aux métaux. Des diagnostics supplémentaires sont nécessaires pour déterminer le degré total d'une intoxication aux métaux.

Analyse minérale des selles

- Les essais peuvent être effectués avant ou après le traitement par chélation orale

- Si les tests sont effectués avant ET après le traitement de détoxication orale (TDO), une comparaison des résultats indiquera dans quelle mesure la liaison du métal a eu lieu dans le tube digestif

- Parce que les processus digestifs sont plus difficiles à contrôler, nous avons développé un protocole d'échantillonnage

Protocole d'échantillonnage

- Prenez 2 capsules de probiotiques, 3 fois par jour pendant une à deux semaines avant le traitement de détoxication orale (TDO)

- 4 jours avant le TDO, cessez de consommer du poisson et des algues comme la chlorelle

- 2 jours avant le TDO, arrêtez la prise de suppléments nutritionnels ou de médicaments contenant des métaux (comme les antiacides), sauf si nécessaire médicalement

- Assurez-vous d'avoir un bon transit intestinal le jour précédant la chélation. Si besoin, demandez à votre médecin ou à votre pharmacien de vous fournir un laxatif comme le lait de magnésie ou du sel d'Epsom. Les aliments riches en fibres tels que les graines de lin sont également utiles.

- Le jour du TDO, prenez les suppléments oraux avec 2 verres d'eau (à température ambiante), l'estomac vide.

- Deux heures plus tard, vous pouvez manger du pain, des fruits ou un œuf à la coque.

- Pour prélever un échantillon de votre première selle, placez une feuille de papier dans les toilettes. Il va récupérer les selles. Utilisez la spatule fournie pour remplir 1/3 du tube d'essai fourni par le laboratoire. (Inscrivez votre nom sur le tube avant de prélever l'échantillon).

- Placez le tube rempli dans la housse de protection et envoyez les informations du patient au laboratoire par voie postale ou par livreur.

Chapitre 3

-

Le lien génétique ou pourquoi certaines personnes sont plus sensibles aux toxines que d'autres

Le corps humain est exposé à un large éventail de toxines au cours de sa vie, et les mécanismes enzymatiques complexes sont génétiquement prêts à détoxifier ces substances. Ces mécanismes variés soutiennent ou perturbent la capacité naturelle du corps à se détoxifier. La documentation scientifique évoque une association entre les troubles de la détoxication et certaines maladies. Des systèmes enzymatiques déficients ou manquants altèrent les systèmes de biotransformation de l'organisme et augmentent par conséquent la nécessité de changer de mode de vie, comme d'éviter certaines toxines.

La capacité d'un individu à tolérer les toxines dépend de la rapidité du corps à éliminer la charge toxique ; cet important mécanisme de détoxication biologique dépend des fonctions enzymatiques. Le corps humain contient plusieurs systèmes enzymatiques impliqués dans le processus de détoxication, mais lorsque une ou plusieurs enzymes importantes manquent ou fonctionnent mal, la capacité de l'organisme à éliminer les toxines est affectée. La détoxication normale est altérée.

Plus simplement : si un ou deux systèmes enzymatiques sont manquants, une exposition, même modérée, aux métaux peut submerger le corps, parce que le processus d'élimination ne fonctionne pas correctement.

Aux États-Unis, des études de cas ont signalé qu'une importante enzyme de détoxification était absente dans une fréquence allant de 23 % à 41 % pour les personnes d'origine africaine ; de 32 % à 53 % pour les personnes d'origine asiatique, de 40 % à 53 % pour les personnes d'origine hispanique, et de 35 % à 62 % pour les personnes d'origine européenne. Plusieurs études de population ont signalé la disparition du polymorphisme chez les Caucasiens américains allant de 48 % à 57 %. D'autres pays ont signalé des fréquences variables de disparition du polymorphisme, et une étude iranienne a montré que pour 31 % à 38 % de la population, l'enzyme GSTM1 manquait. Des groupes tels que les insulaires du Pacifique et les Malais ont une fréquence déclarée de 62 % à 100 %. D'autres populations asiatiques ont des fréquences déclarées élevées de délétion du génotype allant de 48 % à 50 % pour les Japonais et de 35 % à 63 % pour les Chinois. Une étude sur la population chinoise a signalé une fréquence de disparition du génotype GSTM1 de l'ordre de 51 %. Deux études de cas coréennes ont rapporté des fréquences de 53 % et 56 % pour le génotype GSTM1.

Les statistiques ci-dessus montrent que les systèmes enzymatiques manquants jouent un rôle important chez la plupart des populations. Les tests génétiques sont relativement peu coûteux et, dans la plupart des cas, ne doivent être effectués qu'une seule fois au cours de la vie.

La voie de la détoxification

Phase 1 Les enzymes

Si le rôle des enzymes de phase I dans le métabolisme et l'activation des toxines environnementales est bien connu, le rôle de la phase I de détoxication dans la pratique clinique a reçu lui, moins de considération que les systèmes enzymatiques de phase II.

Les enzymes impliquées dans la phase I du métabolisme sont les cytochromes P450 et les SOD (Super Oxyde Dismutase).

Les cytochromes P450, et plus spécifiquement les CYT 450 1A1

Ces enzymes sont impliquées dans le métabolisme des médicaments ou des toxines exogènes comme les solvants chimiques ou les drogues, incluant les stéroïdes. La quantité des enzymes CYP présentes dans le foie reflète leur importance dans le processus de détoxification.

Les enzymes SuperOxyde Dismutase (SOD) sont présentes dans pratiquement toutes les cellules et fluides extracellulaires. Les SOD sont considérées comme des « piégeurs » de radicaux libres, capables d'empêcher les dommages oxydatifs ; elles sont donc considérées comme importantes pour retarder le processus de vieillissement. Le polymorphisme génétique des enzymes SOD et leurs expressions et activités modifiées sont associées à des dommages oxydatifs à l'ADN et à un risque accru de cancer. (Khan MA, Tania M, Zhang D, Chen H. Antioxidant enzymes and cancer. Chin J Cancer Res 22(2); 87-92. 2010)

Les enzymes SOD contennent des cofacteurs minéraux ; les oligo-éléments impliqués peuvent être du cuivre, du zinc, du manganèse ou du fer. Bien que nous ayons tous une multitude d'enzymes SOD, la carence dans l'un de ces minéraux réduira certains niveaux et fonctions des SOD. En d'autres termes, une déficience nutritionnelle dans l'un de ces oligo-éléments altère potentiellement la fonction enzymatique de la SOD, conduisant à une perturbation de la voie de détoxification.

La Superoxide Dismutase 1 (SOD1)

La SOD1 est aussi appelée superoxyde dismutase de cuivre/zinc ou CuZnSOD. Elle est présente dans le cytosol, le noyau et les mitochondries. Sa fonction principale est d'agir comme une enzyme antioxydante, abaissant la concentration à l'état d'équilibre de la superoxyde. Des concentrations élevées sont trouvées dans le foie, le cerveau et les testicules, mais également dans les globules rouges, le pancréas et le poumon. L'inactivité de l'enzyme SOD perturbe le métabolisme cellulaire.

Une carence en cuivre ou zinc réduit la fonction et l'activité de l'enzyme SOD1.

La Superoxide Dismutase 2 (SOD2)

Ce gène, appelé aussi MnSOD, est un membre de la famille superoxyde dismutase fer/manganèse. Des mutations dans ce gène ont été associées à une cardiomyopathie idiopathique, au vieillissement prématuré, (IDC) à des maladies neuro-motrices sporadiques et au cancer. (NCBI Report. SOD2 superoxide dismutase 2. Upd. May 2011)

Des anomalies du gène SOD ont été associées à des maladies telles que la sclérose latérale amyotrophique (SLA) (Banzi et al. SOD1 und amyotrophic lateral sclerosis: mutation and oligomerization. PLoS 3/-/2008. NCBI; Furukawa Y et al. Complete loss of post-translational modifications triggers fibrillar aggregation of SOD1 in familial form of ALS. J. Biol.Chem.283/35/2008)

Une réduction de la phase I du métabolisme diminue la capacité de détoxification d'une variété de xénotoxines incluant les métaux potentiellement toxiques.

Phase 2 Les enzymes

Les réactions de la phase II suivent celles de la phase I. Également connues sous le nom de réactions de conjugaison (avec le glutathion, les acides aminés ou les sulfonates), le système de la phase II est un mécanisme de défense important contre l'apport de toxines. Les glutathion transférases et N-acétyltransférase 2 (NAT2) appartiennent au groupe des enzymes de phase II.

Une phase II réduite de détoxification conduit à l'accumulation de toxines. Des variantes génétiques dans les glutathion-S-transférases (GST) peuvent conduire à une mauvaise gestion des intermédiaires radicaux des réponses de la phase 1, et ainsi transmettre une prédisposition aux maladies associées au stress oxydatif.

Les glutathion S-transférases (GSTM1, GSTT1, etc.) sont une famille d'enzymes responsables du processus de détoxication, en particulier du mercure et d'autres composés métalliques toxiques. Ces enzymes sont connues pour jouer un rôle dans la détoxification des hydrocarbures aromatiques polycycliques contenus dans la fumée de tabac.

La Glutathion S-transférase M1 (GSTM1)

La GSTM1 est produite dans le foie. *Via* sa conjugaison avec le glutathion, elle aide à éliminer les toxines de l'environnement, les produits du stress oxydatif, les composés électrophiles, ainsi que les carcinogènes et les médicaments thérapeutiques.

Les personnes avec le génotype GSTM1*/0 n'ont pas cette enzyme qui fonctionne et ont plus de risque de développer des cancers.

La Glutathion S-transférase T1 (GSTT1)

La GSTT1, présente dans les lymphocytes et dans le foie, est impliquée dans le processus de détoxication d'une variété de produits chimiques environnementaux, tels que ceux utilisés dans les productions de polymères. Comme toutes les enzymes GST, la GSTT1 détoxifie les produits chimiques cancérigènes que l'on trouve dans la fumée de cigarette.

Environ 38 % des Caucasiens montrent une absence totale d'activité de GTT1. Les personnes avec génotype GSTT1 */0 présentent un risque élevé de cancer du poumon, du sein et du larynx.

La Glutathion S-transférase P1 (GSTP1)

La GSTP1 est produite dans les lymphocytes du sang et les tissus tels que la prostate, le poumon, le sein et le cerveau. Elle joue un rôle important dans la détoxication en catalysant la conjugaison de plusieurs composés avec le glutathion réduit.

Environ 50 % de la population caucasienne montre une perte complète de cette fonction, ce qui favorise l'accumulation des produits de réaction et augmente le risque de cancer et des maladies neurologiques.

La N-Acétyltransférase 2 (NAT2)

Les fonctions de NAT2 sont à la fois d'activer et désactiver les arylamines et les hydrazines ainsi que les substances cancérigènes. Le polymorphisme de ce gène est responsable du processus de N-acétylation dans lequel les individus sont séparés en phénotypes dits « acétyleurs rapides », « acétyleurs moyens » ou « acétyleurs lents ».

L'absence de fonction de NAT2 est associée à une incidence plus élevée de cancers et de toxicité des médicaments. Les individus de type « acétyleurs rapides » ont un risque plus élevé de cancer colorectal.

(Osian G., Procopciuc L, Vlad L. Nat2 gene polymorphism and sporadic colorectal cancer. Prevalence, tumor stage and prognosis. J.Gastrointestin Liver Dis. 2006; 15(4):357-53)

L'Apolipoprotéine E (Apo E)

L'apolipoprotéine E joue un rôle essentiel dans le métabolisme des constituants des lipoprotéines riches en triglycérides, ayant été reconnue pour son importance dans le métabolisme des lipoprotéines et des maladies cardiovasculaires ainsi que dans l'élimination du mercure, du plomb et d'autres toxines réactives aux thiols.

(Haley B., The relationship of the toxic effects of mercury to exacerbation of the medical condition classified as Alzheimer's disease. Medical Veritas 4 (2007) 1484-1498. Stewart WF, Schwartz BS, Simon D, Kelsley K, Todd AC. ApoE genotype, past adult lead exposure, and neurobehavioral function. Environmental Health Perspectives 2002; 110(5):5401-505)

En résumé : pourquoi une analyse génétique

- Lorsque nous avons un handicap génétique, nous avons besoin d'aider notre corps à se détoxifier correctement — et la nécessité de soutenir ce processus de détoxication naturelle demeure tout au long de la vie.

- Quand nous connaissons nos différents « handicaps » génétiques, nous sommes en meilleure position pour protéger et soutenir notre système

- Nous avons plus conscience de la nécessité d'éviter une surexposition toxique

- Nous pouvons renforcer notre capacité de détoxication en soutenant et en renforçant les autres systèmes enzymatiques.

- Les enzymes peuvent être présentes, mais ne pas fonctionner correctement. Nous pouvons tester si des carences alimentaires sont la cause du dysfonctionnement de l'enzyme en vérifiant les niveaux de cuivre, de zinc et de manganèse.

- Les carences en zinc et manganèse ne sont pas rares. Alors que les analyses sanguines révèlent des insuffisances graves et immédiates, celles des cheveux détectent si le corps a été chroniquement sous-approvisionné. Si les résultats d'analyse des cheveux indiquent un besoin de suppléments, il serait logique de supplémenter pendant quelques semaines avant que le test de la SOD ne soit effectué.

- Lorsque nous savons que les systèmes d'enzymes de la phase 2 sont absents ou non fonctionnels, nous devons soutenir la capacité de détoxication du corps. L'enzyme GSTM1 manque à presque 50 % de la population mondiale. Ces personnes accumulent les toxines plus facilement, simplement parce que leur corps ne peut pas les éliminer.

- Lorsque nous avons une connaissance plus précise de notre capacité de détoxication individuelle, nous savons quel apport extérieur (sous la forme d'un traitement de chélation naturelle) est nécessaire pour empêcher notre corps d'accumuler des toxines. Le plus tôt sera le mieux.

Comment procéder à une analyse ?

L'analyse génétique des enzymes de détoxification est simple et peu coûteuse. Le matériel nécessaire pour le test est d'1 ml de sang total prélevé dans un tube EDTA, de 10 gouttes de sang entier sur un papier filtre ou d'un échange de gomme. Les kits d'analyse sont disponibles sur demande.

Chapitre 4
-
L'eau - une source d'exposition aux métaux

Informations sur l'eau potable

La composition en minéraux et en oligo-éléments de l'eau est influencée par l'environnement, les conditions météorologiques, la situation géographique, son traitement et les tuyaux dans lesquels elle circule.

L'eau est importante pour maintenir la vie. En fait, une fraction importante de l'organisme humain est composée d'eau. La peau contient de l'eau et si nous voulons préserver un regard « frais » et en bonne santé, une déshydratation, même légère, doit être évitée. Le sang contient 95 % d'eau, l'os est constitué de plus de 20 % d'eau. Le tissu adipeux contient moins de 10 % d'eau.

Parce que l'eau peut transporter des métaux toxiques, elle peut être une source d'exposition. Si votre analyse de cheveux a montré des niveaux élevés de l'un des métaux énumérés ci-dessous, faites analyser votre eau. Elle peut être la source de votre exposition.

L'aluminum (Al)

L'aluminium est l'élément métallique le plus abondant de l'écorce terrestre, dont il constitue environ 8 %. Il est naturellement présent dans l'environnement comme les silicates, les oxydes, les hydroxydes combinés à d'autres éléments tels que le sodium et le fluorure. Le drainage acide minier ou les pluies acides peuvent entraîner une augmentation de la teneur en aluminium dissous dans les eaux environnantes (ATSDR, 1992 ; OMS, 1997).

Les niveaux d'aluminium dans l'eau potable varient selon les niveaux trouvés dans l'eau de source et si des sels d'aluminium sont utilisés pendant le traitement de l'eau. La concentration en aluminium des eaux naturelles peut varier considérablement. Aux États-Unis, le niveau minimal de contamination (NMC) a été fixé entre 0,05 et 0,2 mg/L. L'OMS (Organisation mondiale de la Santé) préconise 0,2 mg/L. Des niveaux plus élevés entraînent une coloration de l'eau. Des concentrations d'aluminium dissous dans l'eau avec un pH quasi neutre varient en moyenne de 0,001 à 0,05 mg/L, mais peuvent atteindre 0,5-1 mg/L dans une eau plus acide ou riche en matières organiques. Des concentrations d'aluminium dissous jusqu'à 90 mg/litre ont été mesurés (OMS, 1997).

La méthode de traitement recommandée pour la suppression de l'aluminium est la distillation ou l'osmose inverse.

L'antimoine (Sb)

L'antimoine se trouve dans les minerais contenant d'autres éléments. Les principales sources d'antimoine dans l'eau potable sont les décharges de raffineries de pétrole et des industries. De l'eau potable contenant de l'antimoine excédant la concentration maximale admissible (CMA) peut provoquer, dans le sang, des hausses du taux de cholestérol et une baisse de celui du sucre.

Lorsque les niveaux d'antimoine sont supérieurs à la CMA, une surveillance régulière est recommandée et des actions doivent être prises pour prévenir des risques sérieux pour la santé.

L'arsenic (As)

L'arsenic est inodore et insipide. Il est présent dans l'eau potable captée à partir des gisements naturels de la terre ou provenant des pratiques agricoles et de l'industrie. Les sources peuvent être les conservateurs du bois, les peintures, les teintures, les métaux, les médicaments, les savons et les semi-conducteurs. Les applications agricoles, l'exploitation minière et les fonderies contribuent à rejeter de l'arsenic dans l'environnement.

De l'eau potable avec une teneur en arsenic supérieure à la CMA consommée pendant de nombreuses années peut provoquer des lésions cutanées ou des problèmes de l'appareil circulatoire et augmenter le risque de cancer.

Les règlements sur l'eau potable concernant de l'arsenic sont uniquement basés sur les risques potentiels pour la santé et l'exposition.
http://water.epa.gov/drink/contaminants/basicinformation/arsenic.cfm

Le barium (Ba)

Le baryum est rejeté dans l'eau et le sol *via* les décharges et l'élimination des déchets de forage, à partir de la fusion du cuivre, dans la fabrication des pièces de moteurs de véhicules et de leurs accessoires. Il existe peu de données sur la présence du baryum dans l'eau potable. La plupart des approvisionnements contiennent moins de 200 µg/l de baryum.

Le baryum peut générer de l'hypertension suite à une exposition à long terme et à des niveaux supérieurs à la CMA. L'EPA a identifié qu'il pouvait causer des troubles gastro-intestinaux et une faiblesse musculaire résultant d'une exposition aiguë à des niveaux supérieurs à la CMA.

Les méthodes de traitement suivantes ont été approuvées par l'EPA pour éliminer le baryum : échange d'ions, osmose inverse, adoucissement à la chaux, électro-dialyse.

http://www.epa.gov/ogwdw/pdfs/factsheets/ioc/tech/barium.pdf

http://www.freedrinkingwater.com/water-contamination/barium-removal-water.htm

Le béryllium (Be)

Le béryllium est naturellement présent dans les eaux de surface et souterraines à travers l'altération des roches et des sols ou dans les eaux usées rejetées par l'industrie. Les principales sources environnementales sont la combustion de charbon et de fuel. La plus grande utilisation du béryllium métallique se trouve dans la fabrication des alliages pour les réacteurs nucléaires et l'industrie aérospatiale. Il est également utilisé comme alliage et oxyde dans les équipements électriques et les fours à micro-ondes.

De l'eau potable contenant un taux de béryllium supérieur à la CMA consommée durant de nombreuses années peut provoquer des lésions intestinales. Lorsqu'une surveillance régulière indique des niveaux supérieurs à la CMA, des mesures doivent être prises pour réduire la quantité de béryllium au-dessous de ce niveau.

La(es) méthode(s) de traitement suivante(s) s'est (se sont) avérée(s) efficace(s) pour éliminer le béryllium au-dessous de 0,004 mg/L ou 4 ppb : l'alumine activée, la coagulation/filtration, l'échange d'ions, l'adoucissement à la chaux, l'osmose inverse.

http://water.epa.gov/drink/contaminants/basicinformation/beryllium.cfm

Le bore (B)

Le bore est rejeté dans l'eau à partir des roches et des sols *via* les intempéries, ou directement à partir des eaux usées industrielles, municipales et les eaux de ruissellement. Les sources d'origine humaine comprennent l'utilisation d'engrais ou d'herbicides contenant du bore, les centrales thermiques alimentées au charbon, les fonderies de cuivre, l'utilisation de cendres volantes ou de boues d'épuration comme amendement du sol, l'utilisation des eaux usées pour l'irrigation, ou l'enfouissement de déchets contenant du bore industriel.

L'apport moyen quotidien de bore par le biais de l'alimentation est de 1,2 mg par personne et par jour ; sa concentration moyenne estimée dans l'eau potable est comprise entre 0,1 et 0,3 mg/litre. L'acide borique et le borate sont absorbés par les voies gastro-intestinales et les voies respiratoires et excrétés dans l'urine rapidement.

L'eau contenant du bore à des niveaux supérieurs à celui fixé par le Health Advisory (HA) ne devrait pas être utilisée pour la préparation des aliments pour les enfants ou des laits maternisés pour les nourrissons. Des études réalisées sur les animaux ont associé une consommation d'eau contenant un taux élevé de bore avec une atrophie testiculaire.

http://www.who.int/water_sanitation_health/dwq/chemicals/boron/en

http://www.who.int/water_sanitation_health/dwq/boron.pdf

Le cuivre (Cu)

Les principales sources de cuivre dans l'eau potable sont dues à la corrosion des systèmes de plomberie dans les foyers et l'érosion des gisements naturels. Le cuivre peut s'infiltrer dans l'eau principalement par les tuyaux, mais aussi par les pièces de fixation en laiton, les robinets et les raccords. La quantité de cuivre dans l'eau dépend également des types et de la quantité d'autres minéraux présents dans l'eau, du temps pendant lequel l'eau est restée dans les tuyaux, de son acidité et de sa température.

Le fer (Fe)

Les principales sources de fer dans l'eau potable sont les sources géologiques naturelles, le vieillissement et la corrosion des tuyaux dans les systèmes de distribution des foyers. Les matériaux à base de fer tels que la fonte et l'acier galvanisé ont été largement utilisés dans les systèmes de distribution de l'eau et de plomberie des maisons. Contrairement au plomb et au cuivre, l'ingestion de fer *via* l'eau potable n'est pas directement associée à des effets néfastes sur la santé ; il n'existe donc pas de règementations restrictives pour le fer. Des quantités de fer supérieures à 0,3 milligrammes par litre (mg/L) dans l'eau potable peuvent provoquer un goût métallique désagréable. Des niveaux élevés de fer dans l'eau potable peuvent également lui donner une couleur rouille susceptible de tacher les vêtements ou les objets ménagers.

Référence: http://www.epa.gov/nrmrl/wswrd/cr/corr_res_iron.html

Le plomb (Pb)

La contamination au plomb est une menace sérieuse pour la santé des personnes. Ce métal lourd, incolore, insipide et inodore peut passer pratiquement inaperçu dans l'eau potable. Des quantités excessives de plomb augmentent le risque de cancer, les AVC et l'hypertension chez les adultes. Chez les enfants, le plomb est connu pour causer des dommages au cerveau, un faible poids de naissance, des convulsions, des troubles du comportement et une diminution du QI. Par conséquent, le plomb est considéré comme une des plus dangereuses menaces environnementales pour la santé des enfants.

Le plomb est présent dans l'eau potable *via* la corrosion des canalisations, des soudures, du matériel de plomberie de la maison, des robinets, des accessoires métalliques et des raccords en laiton sur les pompes de puits submersibles. Une eau potable dont le pH est inférieur à 7 va corroder le plomb du système de canalisations.

Les concentrations de plomb dans l'eau du robinet sont plus élevées au début de l'écoulement de l'eau et décroissent à mesure que celle-ci s'écoule. Si des canalisations en plomb, des soudures au plomb ou des accessoires en laiton sont présents, une eau même relativement peu corrosive peut dissoudre des quantités dangereuses de plomb si elle se trouve en contact avec ces matériaux pendant une heure ou plus. De même, la chaleur va accélérer ce processus de corrosion. C'est pourquoi l'eau chaude contient souvent des concentrations de plomb plus élevées que les échantillons d'eau froide prélevés à partir du même robinet. Il est recommandé aux parents de ne pas utiliser la première eau du robinet pour les préparations pour nourrissons et de ne jamais utiliser l'eau chaude à cet effet.

Le remplacement des éléments de plomberie d'une maison ne sera efficace que si la source du plomb se situe dans le système de canalisations.

Le manganèse (Mn)

Le manganèse est naturellement présent dans de nombreuses sources de surface et souterraines et dans les sols *via* leur érosion au contact de celles-ci. L'apport de manganèse dans l'eau potable est normalement beaucoup plus faible que dans celui des aliments.

Des niveaux de manganèse dans l'eau supérieurs à 0,1 mg/L (= 100 mcg/L) confèrent aux boissons un goût désagréable, colorent le matériel de plomberie et la lessive. À des concentrations plus faibles telles que 0,02 mg/L, le manganèse peut former des dépôts sur les conduites d'eau. Les normes pour le manganèse sont basées sur l'esthétique. Des niveaux élevés de manganèse et de fer favorisent la croissance bactérienne.

Le manganèse est un élément essentiel pour de nombreux organismes vivants, y compris les humains. Il est nécessaire au bon fonctionnement des enzymes comme la superoxyde dismutase manganèse et l'activation des autres enzymes (kinases, décarboxylases, etc.). Les effets sur la santé de la surexposition au manganèse dépendent du mode d'exposition, de la forme chimique, de l'âge au moment de l'exposition et de l'état nutritionnel de l'individu. La surexposition peut causer des problèmes neurologiques.

L'uranium (U)

L'uranium naturel (UN) désigne ce l'uranium raffiné avec le même rapport isotopique que celui présent dars la nature. Il contient 0.7 % d'uranium-235, 99,3 % d'uranium-238, et une trace d'uranium-234 en poids. L'uranium naturel peut être utilisé pour alimenter des réacteurs de faible et de forte puissance. Historiquement, des réacteurs à modérateur graphite et des réacteurs de recherche modérés à l'eau lourde ont été alimentés avec de l'uranium naturel sous forme de métal pur (U) ou de dioxyde d'uranium ($UO2$).

L'uranium 238 (238U ou U-238) est l'isotope le plus commun de l'uranium dans la nature. Environ 99,284 % de l'uranium naturel est de l'uranium 238, qui a une demi-vie de 1,41 x 1017 secondes (4 468 x 109 années, ou 4 468 milliards d'années). L'uranium appauvri a une concentration encore plus élevée de l'isotope 238U. L'uranium retraité est aussi essentiellement constitué de 238U.

Le 0,72 % d'U-235 n'est pas suffisant pour produire une réaction en chaîne auto-entretenue dans les réacteurs à eau légère ou les armes nucléaires ; ces applications doivent utiliser de l'uranium enrichi. En de rares occasions, plus tôt dans l'histoire géologique, lorsque le U-235 était plus abondant, le minerai d'uranium a été reconnu comme pouvant engager naturellement la fission, formant des réacteurs de fission nucléaire naturels.

Au laboratoire, lorsque nous effectuons l'analyse ordinaire des métaux, nous utilisons le U-238.

Le zinc (Zn)

La recommandation de la teneur en zinc dans l'eau potable est basée sur des considérations esthétiques pour trois raisons : (a) l'alimentation - et non l'eau potable -, est la plus importante source de zinc ; (B) l'eau contenant du zinc à des concentrations supérieures à 5,000 mg/L (5 mg/L) a un goût astringent désagréable. Il est recommandé que la concentration globale de zinc dans l'eau potable ne dépasse pas 5000 µg / L (5 mg/L).

Tableau 2 : liste des sources de contamination en métaux de l'eau potable

Contaminant	OCMC (mg/L)	CMA ou TT (mg/L)	Effets potentiels sur la santé après ingestion de l'eau	Sources de contamination de l'eau potable
Antimoine	0.006	0.006	Augmentation du taux de choléstérol dans le sang ; diminution du taux de sucre dans le sang	Décharge de raffineries de pétrole ; ignifuges ; céramique ; circuits électroniques ; soudure
Arsenic	0	0.010 tel que défini en date du 1/23/2006	Lésions cutanées ou problèmes liés au système circulatoire ; risque accru de cancer	Érosion des sédiments naturels ; eaux de ruissellement provenant des vergers ou des déchets de fabrication du verre et des circuits électroniques
Barium	2	2	Augmentation de la pression artérielle	Décharge de déchets de forage ; décharge des affineries de métaux ; érosion des sédiments naturels
Béryllium	0.004	0.004	Lésions intestinales	Rejets provenant des raffineries de métaux et des usines de charbon ; rejets provenant des industries électriques, aérospatiales et de défense
Cadmium	0.005	0.005	Lésions rénales	Corrosion des tuyaux galvanisés ; érosion des sédiments naturels ; décharge des affineries de métaux ; eaux de ruissellement provenant des déchets de batteries ou de peintures
Chrome (total)	0.1	0.1	Dermatites allergiques	Décharge des aciéries et des usines de pâte à papier ; érosion des sédiments naturels
Cuivre	1.3	TT ; seuil d'intervention = 1,3	Exposition à court terme : douleurs gastro-intestinales. Exposition à long terme : lésions hépatiques ou rénales. Il est recommandé aux personnes souffrant de la maladie de Wilson de consulter leur médecin si la teneur en cuivre de leur l'eau excède le seuil d'intervention.	Corrosion des systèmes de plomberie domestique ; érosion des sédiments naturels
Fluor	4	4	Maladie osseuse (douleur et sensibilté des os). Les enfants peuvent avoir les dents marbrées.	Additif aqueux promouvant des dents saines ; érosion des sédiments naturels ; décharge d'usines d'engrais et d'aluminium
Plomb	zéro	TT ; seuil d'intervention = 0,015	Nourrissons et enfants : retard dans le développement physique ou mental ; les enfants peuvent montrer de légères baisses d'attention et des difficultés d'apprentissage. Adultes : problèmes rénaux ; hypertension artérielle	Corrosion des systèmes de plomberie domestique ; érosion des sédiments naturels

Contaminant	OCMC[2] (mg/L)	CMA ou TT[1] (mg/L)	Effets potentiels sur la santé après ingestion de l'eau	Sources de contamination de l'eau potable
Mercure (inorganique)	0.002	0.002	Lésions rénales	Érosion des sédiments naturels ; décharge des raffineries et des usines ; eaux de ruissellement provenant des sites d'enfouissement et des terres cultivées
Nitrates (mesurés comme azote)	10	10	Les nourrissons de moins de 6 mois hydratés avec de l'eau dont la teneur en nitrates est supérieure au NMC peuvent tomber sévèrement malades et, en l'absence de traitement, mourir. Les symptômes incluent l'essouflement et le syndrome dit de la 'maladie bleue' (méthémoglobinémie)	Eaux de ruissellement provenant de l'utilisation d'engrais ; lessivage des fosses septiques et des eaux usées ; érosion des sédiments naturels
Nitrites (mesurés comme azote)	1	1	Les nourrissons de moins de 6 mois hydratés avec de l'eau dont la teneur en nitrites est supérieure au NMC peuvent tomber sévèrement malades et, en l'absence de traitement, mourir. Les symptômes incluent l'essouflement et le syndrome dit de la 'maladie bleue' (méthémoglobinémie)	Eaux de ruissellement provenant de l'utilisation d'engrais ; lessivage des fosses septiques et des eaux usées ; érosion des sédiments naturels
Sélénium	0.05	0.05	Chute de cheveux ou d'ongles ; engourdissement des doigts ou des orteils ; problèmes circulatoires	Décharge des raffineries de pétrole ; érosion des sédiments naturels ; décharge des mines
Thallium	0.0005	0.002	Chute de cheveux ; modification de la pression sanguine ; problèmes rénaux, intestinaux ou hépatiques	Lixiviation provenant de sites de traitement des minerais ; décharge d'usines de production électronique, de verre et de médicaments

(1) CMC = concentration maximale en contaminants, soit le plus haut niveau d'un contaminant autorisé dans l'eau potable.

(2) OCMC = objectif de concentration maximale en contaminants, c'est-à-dire le niveau d'un contaminant dans l'eau potable en-dessous duquel il n'y a aucun risque connu ou prévisible pour la santé. Les OCMC autorisent une marge de sécurité et sont des objectifs de santé publique non exécutoires.

TT = Pour certains contaminants, l'EPA établit une technique de traitement (TT) au lieu d'une CMC. Les TT sont des procédures exécutoires que les systèmes d'exploitation d'eau potable doivent suivre dans le traitement de l'eau contre les contaminants. Certains éléments nutritifs comme le fer, le zinc ou le manganèse affectent la couleur de l'eau ou le goût. Ces métaux ne sont pas strictement réglementés, bien que pouvant être une source d'exposition.

Tableau 3 : les effets des contaminants présents dans l'eau

Contaminant	Niveaux admis	Niveaux recommandés par l'OMS	Effets visibles dans l'eau
Cuivre	1.0 mg/L	2.0 mg/L	goût métallique ; coloration bleu-vert
Fer	0.3 mg/L	0.01 mg/L	coloration rouille ; résidus ; goût métallique ; coloration rougeâtre ou orange
Manganèse	0.05 mg/L	0.05 mg/L	couleur allant du marron au noir ; coloration noire ; goût métallique et amer
Argent	0.1 mg/L	Pas de niveau recommandé	décoloration de la peau ; coloration grise de la partie blanche du globe oculaire
Zinc	5 mg/L	3 mg/L	goût métallique

L'eau minérale : dans quelle mesure est-elle sans danger ?

Aux États-Unis, l'eau minérale et l'eau du robinet sont régies par deux organismes différents : la FDA réglemente l'eau embouteillée et l'EPA (agence américaine pour la Protection environnementale) réglemente l'eau du robinet (aussi appelée eau municipale ou eau potable publique).

La FDA (*US Food and Drug Administration*) réglemente l'eau embouteillée comme un aliment, et ces règlementations sont relativement légères. Au titre de la norme de qualité, la FDA établit des niveaux admissibles de contaminants dans l'eau embouteillée. Il existe des normes microbiologiques pour les niveaux de bactéries ; des normes physiques pour les niveaux autorisés pour la turbidité, la couleur et l'odeur ; et des normes radiologiques pour les niveaux d'activité du radium-226, du radium-228, des particules alpha, ainsi que pour la radioactivité des particules bêta et des photons. La norme de qualité comprend également des niveaux admis pour plus de 70 contaminants chimiques différents.

L'arsenic a été un problème avec l'eau en bouteille pendant un certain temps. Le 27 mars 2007, la FDA a publié un communiqué avisant les consommateurs de ne pas boire l'eau minérale de marque "Jermuk". Cette marque d'eau minérale, retirée en raison de sa teneur élevée en arsenic, est importée d'Arménie et distribuée sous différents labels en Californie. Cinq marques de ces produits ont été retirées depuis cette date.

Plus récemment, le gouvernement allemand a émis un avertissement concernant la présence d'uranium dans de l'« eau minérale » en bouteille. Foodwatch a indiqué que les huit marques d'eau minérale en contenaient des niveaux élevés. Les analyses de 55 marques d'eau minérale ont montré des niveaux d'uranium supérieurs à la concentration maximale de contaminants de 2mcg/l. L'Agence allemande pour la protection de l'environnement a averti qu'une teneur en uranium élevée dans l'eau pouvait provoquer des problèmes rénaux, en particulier chez les nourrissons et les jeunes enfants.

Informations sur l'analyse de l'eau

Informations générales :

La teneur en minéraux et en oligo-éléments de l'eau varie facilement et est fortement influencée par l'environnement, la situation géographique, son traitement et les canalisations dans lesquelles elle circule.

La teneur en minéraux et bactéries de l'eau de ville est moins influencée par les conditions météorologiques (telles que des épisodes de chaleur ou de pluies prolongés) que l'eau de source des puits et des citernes.

Contrôlez l'eau de la ville ou de votre citerne

- Ouvrez votre robinet de cuisine et laissez couler l'eau pendant 10 minutes. Passé ce délai, vous tirez l'eau profonde du puits ou des canalisations de la ville. Ouvrez le tube en plastique ou la bouteille fournie par le laboratoire, rincez-le(la) trois fois et ensuite remplissez-le(la). Ne remplissez pas complètement. Laissez environ un centimètre d'espace vacant.

- Utilisez le tube de 15 ml à bouchon bleu uniquement pour l'analyse minérale. Ne le remplissez pas complètement. 10 ml suffisent.

- Utilisez la bouteille de 100 ml pour l'analyse microbiologique. Refermez le tube ou la bouteille légèrement, remplissez la feuille d'information et renvoyez le tout par voie postale.

Le contrôle de vos canalisations

Les vieilles canalisations sont une source de métaux et de bactéries. Lorsque l'eau stagne plusieurs heures dans les tuyaux, elle peut, selon son acidité ou son alcalinité, provoquer une légère corrosion et libérer des métaux. Les vieilles soudures peuvent libérer des métaux toxiques dans l'eau potable. Le cuivre peut être libéré de canalisations en cuivre.

Pour vérifier si votre eau potable est affectée, vous devez, en premier lieu, prélever un échantillon d'eau le matin. Ouvrez le robinet et rincez le tube en plastique ou la bouteille trois fois, puis remplissez-les comme indiqué ci-dessus.

Laissez environ un centimètre d'espace vacant. Refermez la bouteille ou le tube, remplissez la feuille d'information et envoyez le tout par voie postale.

Informations supplémentaires :

- Nous devons analyser tous les minéraux avant de pouvoir calculer la dureté de votre eau.

- Si vous êtes intéressé par une anlayse microbiologique de l'eau, mieux vaut vous rendre à votre laboratoire local. Nous pouvons bien sûr effectuer des analyses bactériologiques, mais gardez à l'esprit que les bactéries se développent pendant le transport. Rappelez-vous également qu'un échantillon d'eau exempt de bactéries le restera tant que celles-ci ne seront pas introduites dans le récipient ; cependant si votre eau en contient de petites quantités, et quel que soit leur type, sa teneur en bactéries augmentera durant le transport, notamment par temps chaud.

- Si vous envoyez plusieurs échantillons, veuillez vous assurer de bien marquer les tubes et/ou les bouteilles. Cela permet d'éviter des erreurs.

Si vous avez des questions, n'hésitez pas à nous contacter. Nous sommes à votre service.

Chapitre 5
-
Les traitements de détoxification naturelle

La chélation nutritionnelle

C'est l'une des plus anciennes méthodes pour détoxifier le corps. En fait, un certain nombre de nutriments sont capables de détoxifier les métaux. Du soufre contenant des acides aminés, tels que la cystéine, se lie aux métaux. La vitamine C, E et d'autres antioxydants, dont les bioflavonoïdes, favorisent aussi la liaison des métaux.

Le Dr Earl B. Dawson, de la branche médicale de l'université du Texas, à Galveston, a constaté que les fumeurs adultes qui prenaient 1 000 milligrammes par jour de vitamine C avaient considérablement réduit leur concentration sanguine en plomb en une seule semaine. Le Dr Dawson a indiqué que la vitamine C avait été donnée à 75 hommes âgés de 20 à 35 ans. Les hommes avaient été divisés, au hasard, en trois groupes, recevant soit 200 mg par jour de vitamine C, soit 1 000 mg/jour, soit un placebo sans vitamine C. L'étude a duré un mois et l'évaluation hebdomadaire menée par le Dr Dawson et ses collègues n'a signalé aucun changement dans le groupe test placebo ou dans le groupe recevant seulement 200 milligrammes de vitamine C par jour. Mais le groupe en recevant 1000 mg par jour a vu ses concentrations sanguines en plomb baisser fortement après seulement une semaine de supplémentation en vitamine. Les concentrations sanguines en plomb sont restées basses pendant le reste de la période d'essai.

Les scientifiques de l'université de Californie à San Francisco (UCSF) ont également constaté que la vitamine C aidait à réduire les concentrations dangereuses de plomb dans le sang. Le Dr Joël A. Simon et le Dr Esther Hudes ont révélé que des doses élevées de vitamine C étaient associées à une réduction des concentrations sanguines en plomb chez les jeunes enfants et les adultes. Les chercheurs ont indiqué qu'ils croyaient que les résultats de leurs études sur le plomb dans le sang pouvaient avoir des « implications de santé publique » sur le contrôle de la toxicité du plomb, en particulier chez les enfants. Leurs études ont montré que des concentrations élevées de vitamine C dans le sang étaient corrélées à de plus basses concentrations sanguines de plomb.

« Les concentrations en vitamine C sont indépendamment en grande corrélation avec les concentrations de plomb dans le sang chez les Américains », explique Joël Simon, docteur en médecine, titulaire d'un master en santé publique (MPH), médecin membre du personnel du SFVAMC et professeur adjoint de médecine à l'UCSF, en épidémiologie et biostatistique. *« À notre connaissance, ce rapport est la première étude basée sur la population à établir une telle association. Si une relation causale était confirmée, l'augmentation de la consommation d'acide*

ascorbique pourrait avoir des implications de santé publique pour prévenir la toxicité du plomb. »

Protocole du traitement nutritionnel pour les adultes

Évaluation du type d'exposition

Utilisez les résultats de l'analyse des cheveux pour évaluer la nécessité d'une supplémentation nutritionnelle en éléments essentiels. Ils donneront un aperçu des métaux que votre corps a accumulés au fil du temps. Si les résultats montrent, par exemple, un taux é evé en plomb, vérifiez si vous présentez les symptômes d'une exposition au plomb, tels que des douleurs musculaires et osseuses, des maux de tête ou des problèmes neurologiques. Un taux élevé en mercure entraîne généralement des problèmes de thyroïde et des troubles nerveux. L'accumulation de plusieurs toxines affecte souvent la peau et la santé des cheveux.

Même si les cheveux reflètent une exposition chronique aux métaux qui s'est produite progressivement, il serait judicieux de vérifier s'il existe, en plus, une exposition quotidienne. Une faible exposition au plomb ou à l'aluminium *via* l'eau potable peut provoquer une accumulation progressive de ces métaux au niveau des tissus et, de même, les amalgames poreux peuvent libérer des niveaux infimes de mercure ou d'autres métaux qui peuvent créer une surexposition chronique.

Une simple analyse d'urine peut déterminer si vous êtes exposé à des métaux au quotidien. Suivez le protocole ci-dessous pour obtenir des résultats fiables.

Protocole de l'analyse d'urine

Les résultats reçus indiquent si vous êtes exposé à des métaux sur une base quotidienne. Comparez les résultats avec ceux de l'analyse de cheveux. Cela vous permettra de sélectionner la prochaine étape de votre programme de désintoxication individuel.

Détoxifier les métaux de manière nutrionnelle

1. Ne mangez pas de poisson pendant 2 ou 3 jours. Ne consommez pas de chlorelle, de produits à base d'algues ou d'autres compléments.

2. Ne fumez pas avant de vous coucher.

3. Mélangez 1 cuillère à café de vitamine C (= 4 gr d'acide ascorbique) dans 30 ml d'eau ou prenez 8 capsules de vitamine C @ 500mg.

4. Prenez également à jeun :

    a. 800 UI de vitamine E sous forme d'huile (non sous forme sèche)

    b. 1000 mg de L-cystéine sous forme de poudre ou sous forme de capsules

    c.   500 mg de glutathion

    d.   Notez l'heure de prise.

5. Après une demi-heure, vous pouvez manger deux œufs à la coque avec du pain et boire 250 ml d'eau.

6. Détendez-vous ou allez marcher.

7. N'urinez pas pendant les 4 heures après la prise des compléments. (Si ce n'est pas possible, recueillez toute l'urine dans un flacon propre.)

8. Après quatre heures, vous pouvez uriner et recueillir une petite quantité de celle-ci dans un flacon identique à ceux utilisés dans les bureaux ou les hôpitaux des médecins

9. Remplissez 10 ml de cette « urine par provocation » dans le tube sans métal fourni par le laboratoire. Fermez-le hermétiquement pour éviter d'en renverser. Inscrivez votre nom sur le tube.

10. Remplissez le formulaire ci-dessous et envoyez le tout pour analyse.

La comparaison des résultats indique l'excrétion de métaux toxiques provoquée par ce programme de désintoxication nutritionnelle.

Programme du traitement de désintoxication nutritionnelle

Avertissement

Il serait faux et peu responsable ce ne pas mettre en garde contre d'éventuels problèmes. Même si la thérapie nutritionnelle est considérée comme un mode de traitement sûr, des effets secondaires ou des problèmes peuvent survenir en raison de troubles allergiques, métaboliques ou digestifs. Si vous avez des problèmes de santé ou des doutes sur votre état général, consultez votre médecin.

Démarrer votre programme de traitement de 6 mois

En fonction de vos besoins individuels, il peut être nécessaire d'ajuster ce programme. Le laboratoire peut :

1. Fournir des plans de traitement individuels tenant compte de vos besoins nutritionnels. Si vous préférez cette option, fournissez des informations supplémentaires concernant votre état de santé et envoyez-les au laboratoire avec l'(les) échantillon(s) et la feuille de soumission des patients.

2. Vous recommander à un thérapeute compétent dans la désintoxication nutritionnelle. Si vous êtes intéressé par cette option, vous devez inscrire votre code postal et la région dans laquelle vous pouvez vous déplacer.

Acheter les nutriments

Pour la plupart des gens, les poudres ou les gélules sont plus faciles à digérer et à absorber que les comprimés. Essayez de prendre des compléments qui ne contiennent pas d'oxyde de titane, utilisé comme agent de blanchiment pour les poudres ou les gélules. Evitez tout colorant artificiel.

Les détoxifiants nutritionnels

L'acide ascorbique ou vitamine C

Comme son nom l'indique, l'acide ascorbique est un acide et les personnes souffrant d'ulcères gastriques doivent être prudents car des ulcères hémorragiques peuvent survenir. Une autre alternative est d'utiliser de l'ascorbate de sodium ou de calcium, qui est de l'acide ascorbique lié à l'un ou l'autre de ces éléments. Dans cette forme, le supplément n'est plus acide. L'ascorbate de calcium a un goût crayeux. Certains ascorbates deviennent effervescents lorsqu'ils sont ajoutés aux jus de fruits.

Lorsque la vitamine C est prise à haute dose par voie orale, une saturation temporaire peut se produire et causer de la diarrhée.

Vos besoins individuels en vitamine C

Tous les primates, dont les humains, ont perdu, il y a 65 millions d'années, une enzyme très importante qui transforme chimiquement la glycémie (taux de sucre dans le sang) en vitamine C. La plupart des autres animaux continuent à fabriquer de la vitamine C dans leur corps, ajustant cette production interne aux niveaux de stress.

Le besoin quotidien en vitamine C varie souvent d'un individu à l'autre. Le stress environnemental et industriel, de plus en plus rencontré par l'homme dans le monde actuel, influence notre besoin en vitamine C. D'autres causes, comme le stress lié au travail ou à la maladie sont des facteurs qui y contribuent, et des chercheurs tels que le Dr Hans Selye, inventeur du terme « stress » en 1936, s'accorde à dire que des conditions stressantes modifient les réactions de l'organisme. Les patients chirurgicaux affichent des exigences plus élevées en vitamine C, un fait évident observé et documenté par Fukushima et Yamazaki en 2010 (Curr Opin Clin Nutr Metab Care. 2010 Nov; 13(6):669-76). Les métaux toxiques, tels que le plomb, réduisent le taux de vitamine C dans le sang.

Des chercheurs du *Veterans Affairs Medical Center* (San Francisco) et de l'université de Californie (San Francisco), ont constaté que de faibles niveaux d'acide ascorbique (vitamine C) dans le sang étaient associés à des niveaux de plomb dans le sang élevés. Les résultats, qui ont été publiés dans le journal *American Medical Association* (JAMA, 23 juin1999) indiquent que près de la moitié d'un pour cent de tous les américains (soit plus d'un million de personnes) ont des niveaux élevés de plomb dans le sang, ce qui signifie que leur besoin en vitamine C est supérieur à la normale.

L'apport nutritionnel recommandé (ANR) pour les adultes américains est situé entre 65 et 120 mg/jour, selon le sexe et l'âge. L'institut Linus Pauling considère cette valeur trop faible, proposant d'augmenter la dose journalière à 200 mg. Toute dose équivalente à 5 à 10 fois cette valeur est considérée comme une « mégadose ».

Si vous avez des problèmes rénaux, ne prenez pas de vitamine C à des doses plus élevées que l'ANR.

La vitamine E (tocophérol)

Cette vitamine liposoluble possède de nombreuses fonctions biologiques, la fonction anti-oxydante étant la plus importante et/ou la plus connue. La vitamine E protège le fonctionnement des cellules sanguines saines et permet d'éviter la destruction de la vitamine A et C. Elle augmente l'absorption et la fonction du sélénium et joue donc un rôle important dans la détoxification de nombreux métaux, dont le mercure. Dans le même ordre d'idées, lorsque le sélénium est déficient, l'absorption des métaux toxiques tels que le mercure augmente. Un apport sain en sélénium et en vitamine E aide la fonction thyroïdienne.

La supplémentation en vitamine E peut être utile pour dans un certain nombre de cas, comme indiqués ici :

- **Le cancer de la prostate.** Prendre 200 UI de vitamine E par voie orale pendant plus de 10 ans semble aider à empêcher les décès par cancer de la prostate.

- **La maladie d'Alzheimer.** La vitamine E pourrait ralentir l'aggravation de la perte de mémoire chez les personnes atteintes de la maladie d'Alzheimer à un stade modéré.

- **Les règles douloureuses (dysménorrhée).** Prendre de la vitamine E pendant 2 jours avant et durant 3 jours après le début des règles semble diminuer l'intensité et la durée de la douleur et réduire les pertes de sang menstruel.

- **Le syndrome prémenstruel (SPM).** Prendre de la vitamine E par voie orale semble réduire l'anxiété, l'augmentation de l'appétit et la dépression chez certaines femmes souffrant de ce syndrome.

- **Une maladie du foie appelée stéatohépatite non alcoolique.** Prendre 400-1200 UI de vitamine E par jour semble améliorer de façon significative les symptômes chez les adultes et chez les enfants après 4 à 24 mois de traitement.

- **La maladie de Huntington.** La vitamine E peut améliorer significativement les symptômes chez les personnes atteintes de cette maladie à son début, mais ne semble pas aider les personnes à un stade plus avancé.

- **La dégénérescence maculaire.** Prendre de la vitamine E par voie orale en combinaison avec de la vitamine C, du bêta-carotène et du zinc pourrait ralentir l'aggravation de la dégénérescence maculaire liée à l'âge (DMLA).

- **La polyarthrite rhumatoïde (PR).** La vitamine E associée à un traitement standard est plus efficace pour réduire la douleur chez les personnes atteintes de PR que le traitement standard seul.

- **La maladie de Parkinson.**

- **Des problèmes rénaux chez les enfants (glomérulosclérose).**

- **Favorise le traitement d'un trouble héréditaire appelé déficit en G6PD.**

- **La bêta-thalassémie.**

- **La démence.**

- **Guérit un type de lésion de peau appelé granulome annulaire lorsqu'elle est appliquée sur la peau.**

- **Les coups de soleil.**

- **Favorise la guérison des yeux après une opération chirurgicale.**

- **Traite une forme de maladie de l'œil chez les nouveaux-nés appelée fibroplasia rétrocristallinienne.**

- **Diminue le saignement du cerveau et du cœur chez les bébés prématurés.**

- **Favorise l'action de certains médicaments pour le cœur appelés « nitrates ».**

- **Améliore la performance physique et la force chez les personnes âgées.**

- **La fibrose de rayonnement.**

Les effets secondaires sont relativement rares, mais consultez votre médecin si vous avez des allergies ou des problèmes de santé qui doivent être résolus avant de prendre de la vitamine E pour des raisons thérapeutiques.

La N-cystéine - l'acétylcystéine (NAC)

Les autres appellations sont : acétyl-cystéine, acétylcystéine, chlorhydrate de cystéine, L-cystéine, L-cystéine HCL

La L-cystéine est un acide aminé non essentiel présent dans une grande variété d'aliments, notamment dans les céréales. En tant que complément, il se présente généralement sous la forme de N-acétyl-L-cystéine (NAC), que le corps transforme en cystéine puis en g utathion, un antioxydant puissant.

Les antioxydants luttent contre les radicaux libres, des composés nocifs dans le corps qui endommagent les membranes cellulaires et l'ADN. Les chercheurs pensent que les radicaux libres jouent un rôle dans le vieillissement ainsi que dans le développement d'un certain nombre de problèmes de santé, notamment les maladies cardiaques, les accidents vasculaires cérébraux et le cancer.

La N-acétylcystéine est utilisée pour combattre l'empoisonnement à l'acétaminophène (tylénol) et au monoxyde de carbone. Elle est également utilisée contre les douleurs thoraciques (angine de poitrine ou angor instable), le blocage des voies biliaires chez les nourrissons, la sclérose latérale amyotrophique (SLA, également appelée maladie de Charcot), la maladie d'Alzheimer, des réactions allergiques à la phénytoïne contenue dans un médicament anti-épileptique (Dilantin), et une infection de l'œil appelée kératoconjonctivite.

Certaines personnes utilisent la N-acétylcystéine pour le traitement de la bronchite chronique, la maladie pulmonaire obstructive chronique (MPOC), le rhume des foins, une maladie pulmonaire appelée alvéolite fibrosante, le cancer de la tête et du cou, ainsi que celui du poumon. Elle est également utilisée pour le traitement de certaines formes d'épilepsie ; des infections de l'oreille ; des complications de dialyse rénale ; du syndrome de fatigue chronique (SFC). Elle est utilisée pour empêcher les dommages au foie de nature alcoolique et fournir une protection contre les traitements de radiothérapie. La cystéine permet d'améliorer le taux de synthèse du glutathion érythrocytaire.

En tant que constituant clé du glutathion, la cystéine a de nombreuses fonctions physiologiques importantes. Puisqu'il s'agit d'un acide aminé contenant du soufre, elle peut être utilisée pour détoxifier les métaux lourds tels que le mercure, le plomb et le cadmium. Pour les adultes, l'université du centre médical du Maryland recommande 500 mg par jour pour une protection antioxydante et la santé générale. La posologie peut être augmentée sous la supervision de votre médecin. Ne donnez pas de CNA à un enfant, sauf sous le contrôle d'un médecin.

Voir également Cysteine | University of Maryland Medical Center

Le glutathion

Autres appellations :

Gamma-glutamylcystéinylglycine, gamma-L-glutamyl-L-cystéinylglycine, gamma-L-glutamyl-L-cystéinylglycine, glutathion, glutathione, L-gamma-glutamyl-L-cystéinylglycine, L-gamma-glutamyl-L-cystéinyl-glycine, L-glutathion, L-glutathione, GSH, N-(N-L-gamma-glutamyl-L-cystéinyl)glycine.

Le glutathion joue un rôle essentiel dans la détoxication de substances nocives. Le glutathion est un constituant intracellulaire étroitement régulé qui, puisqu'il est produit à l'intérieur de notre organisme, n'a pratiquement pas d'effets secondaires. Il a des propriétés antioxydantes et son groupe sulfhydryle peut chélater (c-à-d se lier à et détoxifier) des métaux lourds tels que le mercure, le plomb et beaucoup d'autres.

Les fonctions du gluthathion :

1. C'est un antioxydant produit par les cellules qui participe directement à la neutralisation des radicaux libres et des composés réactifs de l'oxygène, ainsi qu'au maintien des antioxydants exogènes, telles que les vitamines C et E dans leurs formes réduites (actives).

2. Grâce à la conjugaison directe, le glutathion détoxique de nombreux xénobiotiques (agents étrangers) et substances cancérigènes, qu'elles soient organiques ou inorganiques.

3. Le glutathion est essentiel car il permet au système immunitaire d'exercer son plein potentiel, maintenant ainsi le contrôle de la réponse immunitaire.

4. Il joue un rôle fondamental dans de nombreuses réactions métaboliques et biochimiques telles que la synthèse et la réparation de l'ADN, la synthèse des protéines, celle des prostaglandines, le transport des acides aminés et l'activation des enzymes. Ainsi, tous les systèmes du corps peuvent être affectés par son état, en particulier le système immunitaire, le système nerveux, le système gastro-intestinal et les poumons.

Le glutathion étant une substance produite par le corps, les effets secondaires sont rares. Vérifiez auprès de votre médecin si vous êtes allergique ou si vous avez des problèmes de santé qui doivent être abordés.

Protocole de détoxification nutritionnelle pour les adultes

Programme de départ :

Le matin, 20 minutes avant le petit-déjeuner

Prendre avec 1 tasse d'eau ou de jus de fruit dilué :

- 500 mg de vitamine C sous forme de poudre ou sous forme de capsules
- 200IE de vitamine E
- 250 mg de L-cystéine sous forme de poudre ou sous forme de capsules
- 250mg de glutathion
- 1 capsule d'acide lipoïque

Le matin, au petit-déjeuner

- Un comprimé ou une gélule d'un complément en multiminéraux/vitamines
- Prendre un supplément en sélénium ou en zinc, en fonction des besoins
- Consommer une tasse de yaourt nature. Ajouter une poignée d'avoine et 1 cuillère à café de graines de lin pour les fibres. (Les fibres stimulent la fonction hépatique et de la vésicule biliaire, qui jouent un rôle

important dans l'élimination des toxines). Ajouter, si possible, des fruits de saison.

20 minutes avant le déjeuner

Prendre avec 1 tasse de jus de carottes ou de betterave :

- 500 mg de vitamine C sous forme de poudre ou sous forme de capsules
- 200IE de vitamine E
- 250 mg de L-cystéine sous forme de poudre ou sous forme de capsules
- 250 mg de glutathion
- 1 capsule d'acide lipoïque

Prendre au déjeuner

- Un comprimé ou une gélule d'un complément en multiminéraux/vitamines

20 minutes avant le dîner

Prendre avec 1 tasse de jus de carottes ou de betterave :

- 500 mg de vitamine C sous forme de poudre ou sous forme de capsules
- 200IE de vitamine E

Prendre au dîner

- Un comprimé ou une gélule d'un complément en multiminéraux/vitamines

Prendre avant le coucher

- Un comprimé ou une gélule d'un complément en multiminéraux/vitamines avec du magnésium, en fonction des besoins.

Si vous rencontrez des problèmes ou un inconfort digestifs, arrêtez le programme et consultez votre medecin.

Programme de suivi

Si aucun problème n'a été rencontré lors du programme de départ, suivez le programme ci-dessous pendant 7 jours, puis arrêtez pendant une semaine et continuez à alterner pendant 6 mois.

Le matin, 20 minutes avant le petit déjeuner

Prendre avec 1 tasse d'eau ou de jus de fruits dilué :

- 500 mg de vitamine C sous forme de poudre ou sous forme de capsules
- 200IE de vitamine E
- 250 mg de L-cystéine sous forme de poudre ou sous forme de capsules
- 250mg de glutathion
- 1 capsule d'acide lipoïque

Le matin, au petit-déjeuner

- Un comprimé ou une gélule d'un complément en multiminéraux/vitamines
- Prendre un supplément en sélénium ou en zinc, en fonction des besoins
- Manger une tasse de yaourt nature. Ajouter une poignée d'avoine et 1 cuillère à café de graines de lin pour les fibres. (Les fibres stimulent la fonction hépatique et de la vésicule biliaire, qui jouent un rôle important dans l'élimination des toxines). Ajouter, si possible, des fruits de saison.

20 minutes avant le déjeuner

Prendre avec 1 tasse de jus de carottes ou de betterave :

- 500 mg de vitamine C sous forme de poudre ou sous forme de capsules
- 200IE de vitamine E
- 250 mg de L-cystéine sous forme de poudre ou sous forme de capsules
- 250 mg de glutathion
- 1 capsule d'acide lipoïque

Prendre au déjeuner

- Un comprimé ou une gélule d'un complément en multiminéraux/vitamines

20 minutes avant le dîner

Prendre avec 1 tasse de jus de carottes ou de betterave :

- 500 mg de vitamine C sous forme de poudre ou sous forme de capsules
- 200IE de vitamine E
- 250 mg de L-cystéine sous forme de poudre ou sous forme de capsules
- 250 mg de glutathion
- 1 capsule d'acide lipoïque

Prendre au dîner

- Un comprimé ou une géule d'un complément en multiminéraux/vitamines

Prendre avant le coucher

- Un comprimé ou une géule d'un complément en multiminéraux/vitamines avec du magnésium, en fonction des besoins.

Chapitre 6

-

Récits de patients

Le cas d'Oliver ou comment l'analyse de ses cheveux a permis d'identifier l'origine de son problème

L'intervention nutritionnelle dans le traitement de l'exposition chronique aux métaux a été utilisée bien avant que je ne me sois impliquée dans l'enseignement des protocoles de chélation synthétiques. Un de cas les plus mémorables pour moi fut celui de S. Oliver, un adolescent hollandais souffrant d'anémie aplasique de cause inconnue. Quand il vint me consulter pour la première fois, à l'âge de 17 ans, il recevait des transfusions de sang hebdomadaires ; son état était considéré comme grave. Grâce à l'analyse minérale de ses cheveux, nous avons découvert une intoxication au plomb significative. La concentration du plomb dans ses cheveux était supérieure à 80 PPM (=> 80 mg/kg), l'intervalle de référence recommandé pour les adultes étant inférieur à 3 PPM (partie par million). Les concentrations sanguines se sont avérées négatives, pas vraiment une surprise après plusieurs mois de transfusions sanguines.

Oliver et sa famille vivaient dans un majestueuse demeure hollandaise. Les analyses d'eau ont révélé une certaine teneur en plomb, mais ces valeurs ne semblaient pas suffisamment élevées pour provoquer un cas aussi sévère d'intoxication par le plomb. Nous avons demandé à sa famille de gratter les peintures des murs de sa chambre, des peintures au plomb ayant été utilisées à l'époque de sa naissance. Nous avons effectivement constaté des concentrations extrêmement élevées de plomb. Une enquête plus poussée a fourni la réponse. Comme tout jeune enfant, Oliver avait l'habitude de gratter la peinture du mur et de la lécher. Il s'est ensuite lentement intoxiqué à un âge précoce, mais il a fallu des années pour que la maladie se développe.

Dans les cas d'intoxication aiguë ou chronique au plomb, l'EDTA en perfusion est considéré comme le meilleur traitement. Oliver a été traité par chélation dans un centre médical, mais n'a pas répondu favorablement. Le traitement a été arrêté, et nous avons décidé d'utiliser la thérapie nutritionnelle. Le patient a reçu des acides aminés soufrés, des quantités modérées de vitamine C (1000 mg 3 à 4 fois par jour), 400 IE de vitamine E et autres antioxydants, un complexe B et un complexe multivitamines/minéraux. Avec le recul, c'était une approche plutôt modeste de désintoxication nutritionnelle.

Par rapport aux normes d'aujourd'hui, ce programme nutritionnel par voie orale était simple, mais dès les trois premiers mois, le rythme des transfusions d'Oliver a pu être être de plus en plus espacé avant de diminuer progressivement. Après un an et demi de traitement nutritionnel, une nouvelle analyse capillaire a montré une réduction significative des concentrations de plomb ; dans les deux ans, ses médecins l'avaient libéré de leurs soins, le considérant guéri.

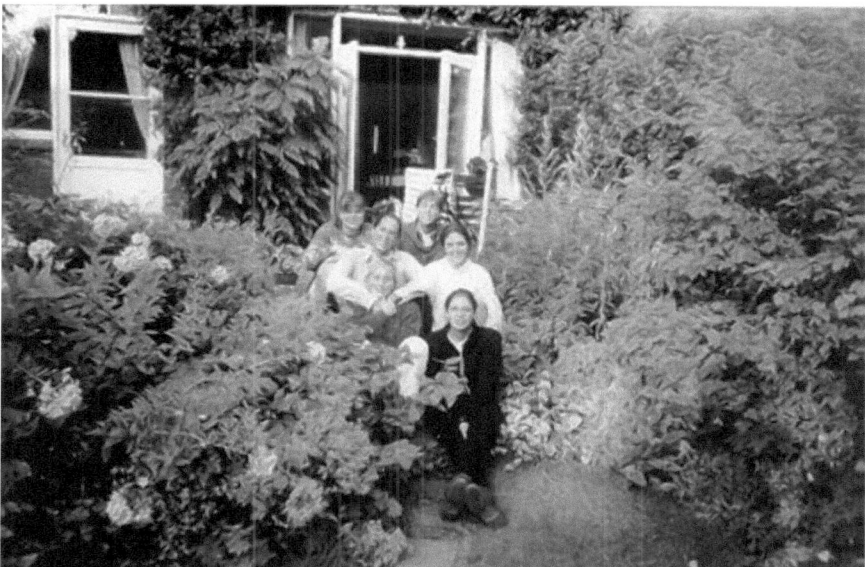

Photo 2 : Olivier avec sa sœur et ses amis après son rétablissement.

Des problèmes de peau dûs au mercure

Un jeune homme de 15 ans présentant de la dermatite et des problèmes d'apprentissage a été adressé à un médecin spécialisé sur le plan nutritionnel ; celui-ci a ordonné une série d'enquêtes qui comprenait une analyse des métaux lourds dans les cheveux. Les niveaux de mercure et de plomb dans le sang ont également été vérifiés : les résultats étaient normaux. L'analyse capillaire a montré des niveaux élevés de mercure et de cuivre. Le niveau de zinc était faible. Un programme de désintoxication nutritionnelle a été entamé et en 3 mois la peau du garçon a retrouvé son aspect normal. Ses résultats à l'école se sont considérablement améliorés.

Du plomb à l'origine d'une perte de cheveux

Après leur mariage, Gaby et son mari ont emménagé dans la maison de ses parents. La vieille maison était spacieuse, mais personne ne se souciait ou ne s'était rendu compte qu'elle contenait encore du plomb. Après un an, Gaby a développé des migraines et, un peu plus tard, elle a commencé à perdre ses cheveux. Des zones chauves sont devenues visibles ; après avoir consulté des esthéticiennes et des dermatologues, elle a opté pour une analyse des cheveux. Une charge élevée en plomb a été trouvée, et après certaines évaluations et discussions, nous avons décidé de tester l'eau de sa maison. Des niveaux de plomb anormalement élevés ont été détectés, résultant de vieilles canalisations en plomb.

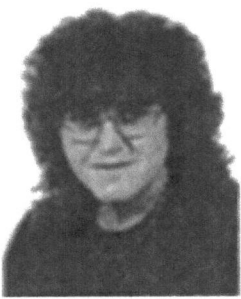

Photo 3 : Gaby après son traitement de désintoxication réussi.

Un problème de désintoxication nutritionnelle a été diagnostiqué pour Gaby ; on lui a déconseillé d'utiliser l'eau de sa maison et, après quelques semaines, ses maux de tête se sont espacés. En quelques mois, de nouveaux cheveux ont repoussé au niveau des zones chauves et son énergie s'est considérablement améliorée. Le jeune couple s'est installé peu de temps après dans un appartement, tandis que Gaby a suivi une cure de désintoxication nutritionnelle réduite pendant plus d'un an. Elle s'est complètement rétablie, n'a plus de migraines et ses cheveux, auparavant brun foncé, mais raides, se sont transformés en une crinière bouclée (voir photo).